一施設からの発信

「やわらか食」への チャレンジ

フィオーレ南海の取組みとメニュー

著者：岩本恵美　社会福祉法人　南海福祉事業会　特別養護老人ホーム
　　　　　　　　フィオーレ南海　管理栄養士

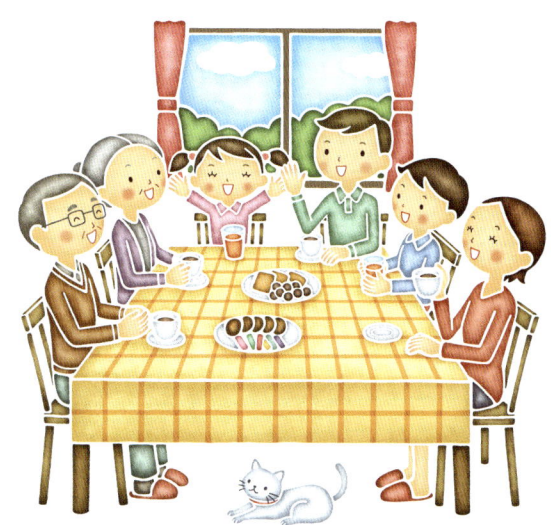

幸書房

序　～オリジナルやわらか食「やわ楽(らぎ)」の誕生～

　今から6年ほど前、私の勤める施設の食事は「ペースト食」「極きざみ食」「刻み食」「荒刻み食」「普通食」の5種類でした。
　そんな時、「凍結含侵食」による介護食の開発の記事を見て、大きなショックを受けました。「こんな食事ができるの」「こんな食事が出せたらいいな」と当時はまだ他人事のように思っていました。その後、施設の利用者の方が胃ろうで退院された時、食事に対して強い関心があるように感じられ、その方のために、何か出来ないものかと当施設の職員みんなで考えるようになりました。
　その頃から、各業者さんによる「やわらか食」の開発も盛んになり、様々な介護食・嚥下食が出回るようになってきました。施設でそのような業者さんから出ているやわらか食を試食したり、いろんなゲル化剤を使っての試作を繰り返してました。しかし、見た目にも味にも満足することが出来ず、価格も高価で日常的に使うということは考えられませんでした。
　そうした試作を繰り返す中ではっきりとわかったことがありました。「トロミ剤（増粘剤）」を使った料理はいつまでも口の中にべとつきが残り美味しくないということです。そして誤嚥のリスクにつながる可能性があるということもわかりました。ただそれに代わるものにたどり着けずそれなのに、依然として、粥、おかず、汁、茶などに全てトロミ剤を使用していました。
　「何とかしたい」という思いでトロミ剤に頼らない「やわらか食」の開発を始めました。まずお茶から始めて粥、汁へとひとつずつトロミ剤からゲル化剤へと変更を試みました。ゲル化剤の使い方にも少しずつ慣れてきて、主菜への試みをはじめたころ「見た目や食感が味に影響する」ことに気づき、「見た目」「食感」を重要視し始めるようになり、やがて試作を始めて1年ほどで厨房からとろみ剤が姿を消し、新しいやわらか食の形が見え始めました。
　そして、2011年4月フィオーレ南海オリジナルのやわらか食「やわ楽（やわらぎ）」が誕生しました。見た目にもきれいで食感のある「やわ楽」が出来上がりました。「やわ楽」が出来上がるまでには、施設職員（おもに介護職員）への度重なる試食や全職員（厨房職員も含め）を対象とした歯科衛生士の先生による摂食、嚥下についての勉強会の開催、委託給食会社の方も含めての厨房での試作など、多くの方の助言・協力がありました。こうして当施設では、ペースト食・極刻み食を「やわ楽」へと変更していきました。
　ある日、一人の職員から「90歳の叔母が入所している施設では、どろどろ、べとべとした従来の食事なので、やわ楽を食べさせてあげたい」と話してくれま

した。この言葉を聞いたとき、この「やわ楽」をフィオーレ南海でだけでなく、多くの嚥下困難な方に食べていただき、「食事ってこんな美味しいものなんだ」と喜んでいただきたいと強く願うようになりました。

この経験から、他の老人ホームや病院や在宅の方々にもやわ楽のようなやわらか食をご紹介したくこのような本を作らせていただくことになりました。

もっと美味しいやわらか食を提供されている施設様もあるかと思いますが、この本の中のひとつでもなにか参考になれば幸いです。

この場をお借りしてスタッフのみなさんにお礼申し上げます。本当にありがとうございました。

2014年 9月吉日　　　　社会福祉法人　南海福祉事業会
　　　　　　　　　　　　特別養護老人ホーム　管理栄養士　岩本恵美

＜参考＞
～オリジナルロゴマーク～

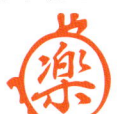
やわ楽のロゴマーク
（柴尾慶次氏 作）

「やわ楽」は日本摂食嚥下リハビリテーション学会嚥下調整食分類2013（を参照）[(1)]においては嚥下調整食コード3～4にあたります。
上からかける「あん」を調整することで安全に美味しく提供できます。

(1)日本摂食嚥下リハビリテーション学会嚥下調整食分類2013参照

コード		名称	形態	目的と特色	主食の例	必要な咀嚼能力	他の分類との対応
0	j	嚥下訓練食品0j	均質で、付着性・凝集性・かたさに配慮したゼリー離水が少なく、スライス状に救うことが可能なもの	重度の症例に対する評価・訓練用 少量をすくってそのまま丸呑み可能 残留した場合にも吸引が容易 たんぱく質含有量が少ない		（若干の送り込み能力）	嚥下食ピラミッドL0 えん下困難者用食品許可基準I
0	t	嚥下訓練食品0t	均質で付着性・凝集性・かたさに配慮したとろみ水（原則的には、中間のとろみあるいは濃いとろみのどちらかが適している）	重度の症例に対する評価・訓練用 少量ずつ飲むことを想定 ゼリー丸呑みで誤嚥したりゼリーが口中で溶けてしまう場合 たんぱく質含有量が少ない		（若干の送り込み能力）	嚥下食ピラミッドL3の一部 （とろみ水）
1	j	嚥下調整食1j	均質で、付着性、凝集性、かたさ、離水に配慮したゼリー・プリン・ムース状のもの	口腔外で既に適切な食塊状になっている（少量をすくってそのまま丸呑み可能） 送り込む際に多少意識して口蓋に舌を押しつける必要がある 0jに比し表皮のざらつきあり	おもゆゼリー、ミキサー粥のゼリーなど	（若干の食塊保持と送り込み能力）	嚥下食ピラミッドL1・L2 えん下困難者用食品許可基準II UDF*区分4（ゼリー状）
2	1	嚥下調整食2-1	ピューレー・ペースト・ミキサー食など、均質でなめらかで、べたつかず、まとまりやすいものスプーンですくって食べることが可能なもの	口腔内の簡単な操作で食塊状となるもの（咽頭では残留、誤嚥をしにくいように配慮したもの）	粒がなく、付着性の低いペースト状のおもゆや粥	（下顎と舌の運動による食塊形成能力及び食塊保持能力）	嚥下食ピラミッドL3 えん下困難者用食品許可基準II UDF区分4
2	2	嚥下調整食2-2	ピューレー・ペースト・ミキサー食などで、べたつかず、まとまりやすいもので不均質なものも含むスプーンですくって食べることが可能なもの		やや不均質（粒がある）でも軟らかく、離水もなく付着性も低い粥類	（下顎と舌の運動による食塊形成能力及び食塊保持能力）	嚥下食ピラミッドL3 えん下困難者用食品許可基準II UDF区分4
3		嚥下調整食3	形はあるが、押しつぶしが容易、食塊の形成や移送が容易、咽頭ではばらけず嚥下しやすいように配慮されたもの。多量の離水がない。	舌と口蓋間で押しつぶしが可能なもの 押しつぶしや送り込みの口腔操作を要し（あるいはそれらの機能を賦活し）、かつ誤嚥のリスク軽減に配慮がなされているもの	離水に配慮した粥など	舌と口蓋間の押しつぶし能力以上	嚥下食ピラミッドL4 高齢者ソフト食 UDF区分3
4		嚥下調整食4	かたさ・ばらけやすさ・張り付きやすさなどのないもの 箸やスプーンで切れるやわらかさ	誤嚥と窒息のリスクを配慮して素材と調理方法を選んだもの 歯がなくても対応可能だが、上下の歯槽提間で押しつぶすあるいはすりつぶすことが必要で舌と口蓋間で押しつぶすことは困難	軟飯、全粥など	上下の歯槽提間の押しつぶし能力以上	嚥下食ピラミッドL4 高齢者ソフト食 UDF区分2およびUDF区分1の一部

本表は学会分類2013（食事）の早見表である。本表を使用するにあたっては必ず「嚥下調整食学会分類2013」の本文を熟読されたい。
* UDF：ユニバーサルデザインフード

一施設からの発信
「やわらか食」へのチャレンジ
―フィオーレ南海の取組みとメニュー―

目　次

★　序―オリジナルやわらか食「やわ楽」の誕生―　　　2

★　高齢者施設の食事を考える　　　6

■「やわらか食＝やわ楽」調理　基本工程　　　15

- （A）　工程：撹拌→加熱→冷却→成形　　　16
- （B-1）工程：ゼリー液→混ぜ合わせる→成形　　　18
  （食感を残すことを重視した工程）
- （B-2）工程：ゼリー液→混ぜ合わせる→成形　　　20
  （芋類のでんぷんの粘りをださない工程）
- （C）　工程：撹拌（ミキサーゲル使用）　　　22
- 〈参考：1日の作業工程 例（昼）　24／食材とゲル化剤の割合　26〉　　　22

■ 寿司献立　　　29

巻き寿司／いなり寿司／押し寿司／ちらし寿司

■ 肉献立　　　37

すき焼き風煮／ハンバーグ／クリームシチュー／
鶏の生姜ソースかけ

| ■ 魚献立 | 43 |

さわらのムニエル / さんまのかば焼き / 鮭の塩焼き / 赤魚の煮付

| ■ 煮物献立 | 51 |

筑前煮 / おでん / 炊き合わせ / 豆腐の柚子味噌かけ /
豚肉の胡麻味噌煮

| ■ 卵献立 | 59 |

ゆで卵を使って / だし巻き卵 / オムレツ / 茶碗蒸し

| ■ 果物 | 65 |

洋ナシ・黄桃・パイン缶 / スイカ

| ■ おやつ | 67 |

おはぎ / ロールケーキ / スワンシュー / 栗きんとん / 浮島 /
チョコレートファウンテン / カスタードプリン / パンケーキ

| ■ 経口移行 | 78 |

●参考1：使用ゲル化剤・使用機器　　　　　　　　　80
●参考2：栄養補助食品の追加　　　　　　　　　　　81
あとがき　　　　　　　　　　　　　　　　　　　　82

> フィオーレ南海
> 行事食

> 1月　お正月

高齢者施設の食事を考える
食べ続けることへのこだわり

柴尾慶次
（フィオーレ南海　前施設長）

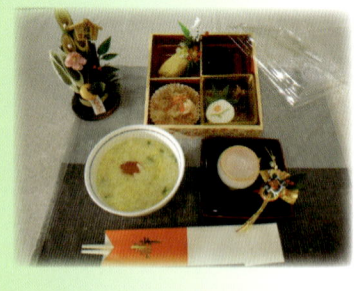

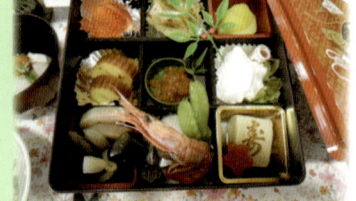

〈これは普通食〉

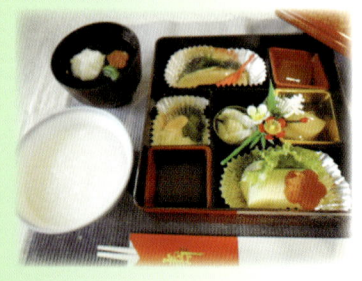

はじめに

■「選択食」。行事食（非日常）から普通の食生活へ、の試み

　施設では、「選択食」という不思議な言葉が流行だ。

　誰もが自宅では、「選択食」などと言わなくても食べたいものを食べている。あえて「選択」という意識を持って食べる人は少ないだろう。もちろん、ファミレスなどに出かけるときは、「選択」することが一つの楽しみではある。

　私個人は、むしろ、選ぶことが億劫で、お決まりのコース料理や定食に走ってしまうほうである。理由の一つは、とにかく「食べたい」という空腹状態では、およそ正常な判断で選んでいるとは思えないからである。ホテルのバイキング方式は、選ぶ楽しみを存分に味わうことを売りにしているが、腹ペコ状態で飛び込むと非常にまずいことになる。適量がわからなくなり、後で胃腸薬のお世話になることになる。

　以前、施設での折々の行事には、催し物と一緒に「行事食」といわれる「選択食」やバイキング方式がもてはやされた。行事予定日の1週間前に、献立表を持った職員が入居者の部屋を訪ねて、「1週間後に何が食べたいか選べ」というような「拷問」にも似た質問をしていた。施設長になって常々そういった様子を目にするにつけ、疑問に思っていたことがある。一度その職員に尋ねてみたいと思ったこともある。「1週間前に食べたものを覚えている？」あるいは、「1週間後に頼んだものを覚えている？」と。行事当日、隣の人の頼んだものがおいしそうに見えても、その時食べたくない食事を食べることになるかもしれない。もしそうなら、入居者にとってその場は楽しいはずがない。

　私は、人間は生命体であると同時に社会の営みの中で暮らす生活者であると考えている。命をつなぐ食べ物はまず大切であるが、その人がなじんだ食生活も同時に尊重されなければならない。その時に食べたいものを選ぶ力は、その人の生きる力そのものかもしれないと思っている。私はそれを大切

にしたい。もちろん、食欲が低下していたり、何らかの障害を持ったために、味覚がおかしくなったりすると、事情は変わってくるだろうが。

また、カレー好きが毎日でもカレーを食べたいという場合でも、「激辛」「中辛」「甘口」、「カツカレー」「野菜カレー」「チキンカレー」というように嗜好に合わせてバリエーションに富むものが作られてきた。主食となる食材にしても飯、パン、パスタ・ピザ、麺、ナン、などなど地元で採れる農産物をいろいろ加工して、食べ続ける工夫がされてきた。こうした工夫の数々は、世界の食文化の中に満ち溢れている。これらが何のためにされてきたかと考えるとき、私はそれは生きるためになされてきたと思っている。

だから、選べないことは、その人の生きる力を支える食事としては、甚だ不十分ということ考えている。それもその場で、その日の体調を見ながら、その時に食べたいものが選べるような施設だから、そのような「選択食」ができるはずだし、できなければ命を支えることはできない。そういう思いで、行事の時だけの「選択食」ではなく毎日の食事がそうあるようにと食事改善に取り組んだ。

私たちフィオーレ南海の取り組みは、「選択」ということを意識しないで食事を普通に楽しめることを目指したものである。

2月 節分

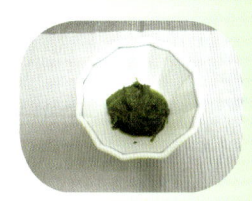

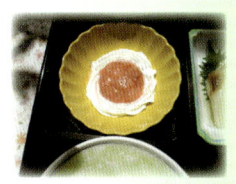

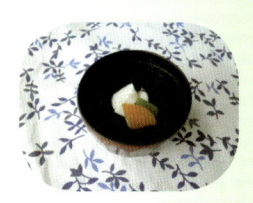

■基準費用額（1日1,380円）でのバラエティー化

現在、フィオーレ南海の昼食は10〜11種類。A・B定食と、サイドメニューが8〜9種類ある。夕食は、A・B定食。朝食は、パン、粥、雑炊、ごはんで、パンは5〜6種とトーストが選べる。

「高い食費をとっているんだろう」と思われるかもしれないが、基準費用額（1日1,380円）で調理委託している。大体、1日1,400円程度になっている。もっと高くとっている施設もあるが、牛丼280円の時代である。1,400円でも、昼食500円前後はかかる。ワンコインと考えると、コンビニではもっと相場は低い。

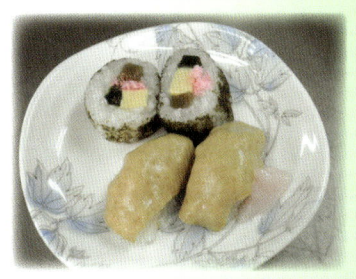

最終的には、カフェテリア方式で、食べたいときに、いつでも食堂をレストランのように利用でき、食べたいものがその場で選べるようにしたいという思いで取り組んでいる。それも、80歳90歳、人生の先輩である。食文化、背景、土地柄もまさに十人十色。そのような人生を、単一献立で奪ってはならないように思う。

3月　ひな祭り

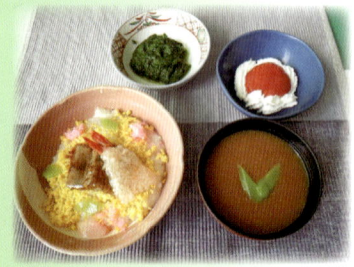

4月　お花見弁当

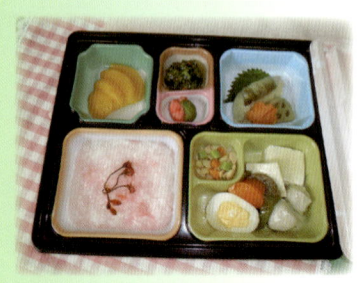

1.「ミキサー食」「きざみ食」からの脱却―見た目で食欲をいかに引き出すか

　施設では、前述したとおり、「食べる力は、生きる力」を念頭に、食べ続けるために入居者の方の嗜好に合わせた「やわ楽」食（フィオーレ南海の「ソフト食」「やわらか食」の呼び方）にこだわってきた。

　「ミキサー食」や「きざみ食」は、高齢者の歯牙の欠落した方たちのために、という思い込みで、誤嚥や誤飲を増やしてきた。歯牙の欠落した、咀嚼力の低下した人にとって、余計にかまなくなり、かめなくする食材を提供していることに気が付かなかった。

　また、ペースト状にすると量が増える。食べ終えるために時間がかかる。だから、余計に適温で食べ続けることができない。以前、私の母親の入院している病院に、食事時間に見舞いに行って、どんぶりいっぱいの「白いムース」に驚いたことがある。ちなみに、看護師に尋ねると、今日の献立は「うどん」とのことだった。恐怖の体験である。どんぶりいっぱいの「白いムース」、私には食べ続ける気力は出ないと思わされた。

　施設の管理栄養士に、食べ続けるために「保温食器を工夫してはどうか」と提案したことがある。結局実現しなかったが、魔法瓶のような食器、温泉旅館などで出されるミニ七輪のような固形燃料を焚いて温める、保温材を食器の下に敷く、などなどアイディアを出し合った。

　また、入居者の方の食事の様子を見ていて気づいたのだが、スプーンで食べると、唾液が食事の食器に流れ出していることに気付いた。結果として、時間のかかる人は、食材のでんぷん質が食器の中で消化され、しゃぶしゃぶになってしまい、時間がかかることで、どんどんまずい「食事」になっていることがわかったのである。

　利用者の中には、時間のかかる人で、だんだん口を開けなくなってくる人がいる。おそらく食味が変わり、なおさら食べにくくなり、また、適温でもなくなるからだろう。食欲が低下し、座っていることもしんどくなり、口を開けていただけなくなる。スプーンでこじ開けてでも、というわけにはいかない。これではいけない。

　フィオーレ南海の、オリジナル・ソフト食「やわ楽」にたどり着く背景には、こうした現状から抜け出し、入居者の方に「おいしいね」と言ってもらえる食事を提供する決意と、

現場の熱意、チームでの取り組みが不可欠であった。実際に食事の介助をするスタッフ、管理栄養士の知見、厨房スタッフの調理の試行錯誤、そしてスタッフの心が一つになってはじめて出来上がったものである。

■フィオーレ「やわ楽」を地域在宅へも

フィオーレ南海の「やわ楽」食は、実際の写真を見ていただきたいが、私としては、この成果を一施設だけではなく、これからますます増えていく在宅療養の方へも届けたいと考えている。

それを、在宅でも形が崩れずにできる「やわ楽」の商品化が必要、という意欲をもって実現に向けて取り組みをはじめた。大学の先生とコラボもはじめた。あとは、協力してくれる企業を募っているところである。

これは、「やわ楽」（やわらか食）を、在宅の食べにくくなった人を、経管栄養にしないために、保存食、コンビニ食、レトルト食、冷凍食などとして市販することで、在宅を支えること。また、施設に「逆輸入」し、施設の「やわらか食」のバリエーションを増やしていくことにも大いに資するという思いもある。

また、保存食、非常食として、被災地にも食べにくい高齢者の人がいるはずで、支援物資のおにぎりや冷え切った弁当で命をつなぐことのできない人のためにも、保存食、非常食の「やわらか食」が生かされるはず、と思った。

最終的にはコストで、普及のためには市場性を高めることが不可欠である。

従来の「やわらか食」は、各施設が、それぞれの思いで、「きざむ」、「固める」、「つぶす」、「かき混ぜる」、などして食物の繊維をつぶし、酵素などを加えることで繊維をばらばらにし、ミキサーで撹拌して泥のような液体を作ってきた。結果、手間暇かけて、食べにくい人に食べにくいものを、時間がかかるように調理しなおして、なおかつ保存のきかない、考え方によっては、「まずい」ものを大変な費用と労力をかけて作ってきたわけである。これを変えていかなければならない。

2. 重度の介護を必要とする人たち

私たちは人生の先輩、つまり入居者の方から教えてもらうことがたくさんある。つまり、介護現場は宝の山である。

粥をミキサーにかけて出している状況は、昔話の「舌切り雀」

5月　母の日

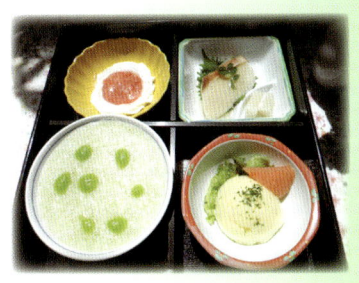

6月　父の日

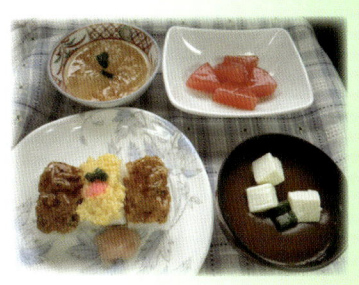

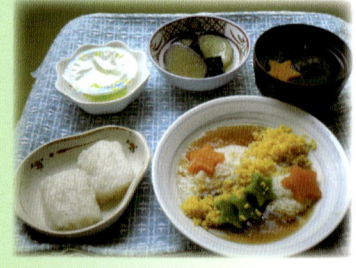

7月　七夕

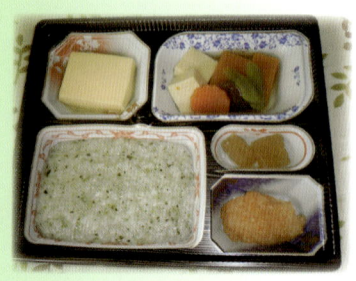

8月15日　精進料理

の洗濯糊のような状態からの脱却が必要だと、私は介護現場で高齢者の方から教えてもらった。

　おいしさよりも、安全を優先するあまり、味気ない食を提供してきた。食は文化である。

　生きるための文化である。80歳90歳になった高齢者に、「たばこを今更吸うな」、「糖尿病だから、ご飯を半分に減らして食べろ」といえるか。私は自問自答している。ずっと答えのない悩みを抱えてきた。もちろん、本人が決めればいいことだが、その意思確認の難しい認知症の方の食を支えるということは、なおさら難しいこと。

　ステップを踏み外すような時期があって、その時期に安易に食事介助の手を出しすぎてしまうと、本当に自分で食べない高齢者を作ってしまう。心を鬼にして、時間がかかっても、本人が箸やスプーンを持って、口に運ぶ動作が大切なんだと思う。その食べるという行為が尊く見えることがある。

　食べている姿は感動的だ。命の明かりをともしている姿が、食事を食べる姿に感じる。一生懸命生きている。その力を手を出しすぎることで、奪ってはならないと思う。時間がかかっても、本人が食べ続けることにこだわるべきだと思う。

　ちょっと、居残り食のような、小学校で生徒が給食の食材が嫌いで、居残りで食べ続けさせられているような場面は想像したくないが、本人の自立支援・という尊厳を守るケアがここにある。

■個別・固有名詞を持った介護食を

　利用者本位や自己決定の尊重を謳っている施設や事業所は多い。しかし、具体的に、実現するために、何かをしている施設は、意外と少ない。自己決定の尊重を支えるのは、選択肢があること。施設は選べても、その中での生活が選べないのでは、自己決定は絵に描いた餅である。施設の玄関が大理石でも、利用者の生活は、石よりも冷え切っている。利用者本位は、あくまでも個別・固有名詞を持った介護を創り上げることにこだわることだろう。Aさんの嚥下食、Bさんのやわ楽、Cさんの硬さ、Dさんの飲み込み、などである。

3．経管栄養から経口食へのチャレンジ

　施設では、残念ながら、努力をしても誤嚥性の肺炎の人をゼロにはできない。Hさんは、そのような一人だった。平均の介護度が、4.2程度まで上昇してくると、いつ「経管栄養に」

といわれてもおかしくないような、大変食事介助に時間のかかる人が増える。

　ある時、その方も誤嚥性肺炎で入院し、結果として胃ろうを造設して戻ってこられた。しばらくして、ケアマネが、スイカが食べたいと本人が言ってるが、と栄養士に相談したことで、「さあ、スイカ？」ということになった。

　それと現場には、話せる人（発語のある人）は、胃ろうを外せる、という自信があった。スイカが救世主になった。ケアマネを中心に、ステッププランを作り、昼食の経口摂取から始めた。次に朝食、最終的に夕食を含む3食の経口摂取が可能になり、胃ろうを全く使用しなくなった。経口移行の完成である。

　退院してこられた時のいかにも病人、という姿から、まさに、口から食べ出したころから表情が戻り、笑顔が出、挨拶もしていただけるようになって、口から食べることの素晴らしさ、生命を感じる瞬間でもあった。

　この成功体験が、さらにチーム力を高めることにもなった。いくつもの職種が協力し、「口から食べさせよう」という思いでつながった。ケアマネ、管理栄養士、看護、介護、作業療法士、医師、相談員、それに家族も協力していただいた。

　現在、入居者の平均の介護度が4.3に上昇しつつあり、何かで入院すれば経管栄養といわれかねない人が十数名おられる。「時間がかかっても、食事介助の手を抜かない」という思いで、介助をいとわないチームが育っている。

　食事時間を毎食2時間確保することも定着した。そのための職員勤務シフトを、早出シフトと遅出シフトで組むことにした。日勤がなくなった。だれも文句を言わない。頭が下がる。つまり、職員シフトを、入居者の食事スタイルに合わせて組んだのである。

　以前の早出は、自宅で自分の食事を済ませてから、利用者の朝食の介助を8時くらいからはじめていた。同じく遅出は、職員の自宅の夕食に間に合うように、4時半、5時に提供している施設・病院がほとんどだった。職員の8時間勤務に合わせて、入居者の朝食、昼食、夕食時間が詰め込まれていた。つまり入居者にとっては夕方5時から翌朝8時まで15時間、何も食べない時間ができていたのだ。これでは夜間せん妄もおきるだろうし、空腹で目も覚めるだろう。

　フィオーレ南海では、朝食7時45分から、9時半。昼食11時半から、13時半。夕食は18時から20時である。早出シフ

9月　敬老会

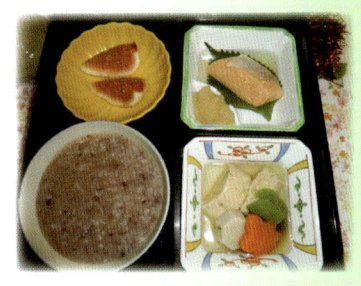

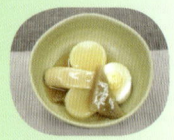
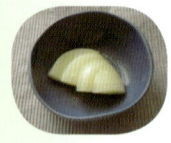

10月　秋祭り

ト勤務は、7時半から4時半。遅出シフトは、11時から20時である。

　利用者の状態に合わせて、シフトは柔軟に組み替える。今後、入所時点で経管栄養の方が、おそらく増えてくるだろう。そうなれば、また、体制、シフトを考えなければならない。経管栄養の期間の長い人は、外すにも時間がかかる。外すこと自体も難しくなる。

4. 平均介護度4.2、褥瘡ゼロのケアと経口食

　口から食べ続けることにこだわっていると、褥瘡ゼロを維持できる。

　平均の介護度4.2で、褥瘡ゼロは驚異だ。

　だからといって、観察やアセスメントを怠っていると、一度の発赤（褥瘡）でそのまま進行しそうな方ばかりである。

　ブレーデンスケールを、介護現場で使用している。それも、予防的なアセスメントで使用し、何が必要なのか、どうすればよいのかを検討するための情報として活用している。

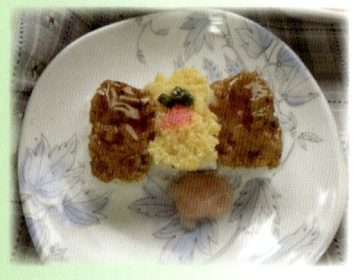

　経験則として、経管栄養の方は褥瘡になりやすく、一旦褥瘡になると、治りにくい。しかしそういう方でも口から食べ出すと、みるみる創部の肉が盛り上がってくる。治癒に向かう力が、食べる行為にはあるに違いない。食育や医食同源など言われるのは当然だ。

　しかし、ターミナル期になると、少しのずれで褥瘡になり、それも表皮剥離が起きる。ターミナル期には、治癒する力よりも、体力低下の方が時間的には早く進むので、治療という方針は合わなくなる。悪化防止と感染防止が、主たる処置の内容になる。

11月　行楽弁当

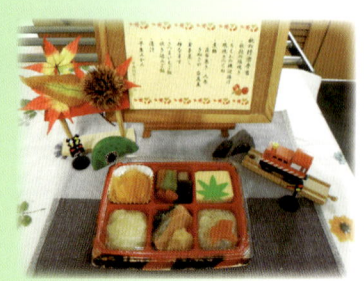

　以前のような、寝かせきりで発生する褥瘡は減った。その代り、ずれで起きる褥瘡に代わってきた。つまり、寝食分離、寝排分離が徹底されるようになり、起床介助が当たり前のような生活のリズムをつくるようになる。

　そこで、問題なのが座位保持能力である。座る力ではなく、座り続ける力が、どの程度時間量としてあるのか、ということが重要である。座位保持の時間量の見積もりを誤ると、ずれが発生する。そのずれで、床ずれ（褥瘡、とこ（床、ベッド）でずれるのではなく、座位の椅子や車いすでずれるので、「椅子ずれ」だろう。）ができる。

　ずれないための工夫が必要になる。その人の座位保持能力の時間量を逆算して、食事や入浴、おやつなどでどれくらい

時間がかかるので、何時くらいに起こすほうが良い、椅子に移るほうが良い、という判断である。

　それと、1日のうちの一定の時間量は、座位をとる時間が必要だ。そうしないと、血流自体が悪くなり、褥瘡になりやすい体質をつくる。人の心臓が、ポンプの役割を果たさなくなるのだ。起き上ると足先から頭の先までの、そのポンプ機能が活きる。人は水平の横に伏した形になっていると、心臓のポンプの役割はそれほど力を出さなくても血液も水平に流れ、抵抗がない。だからポンプとしての心臓の機能低下が起き、浮腫や代謝障害になる。

　そこに、点滴の水分の行方を追ってみると、細胞に水がたまってぶよぶよになり、浮腫が悪化し、心臓への負荷も大きくなり、顔面もむくんでくる。皮膚に水が溜まりぶよぶよになると、褥瘡になって皮膚が破れやすくなる。まったくの悪循環に陥る。だから、経管栄養で横になって摂る胃ろうの食は、細胞に水がたまりやすく皮膚が破れやすくなる。

5．「やわらか食」を簡便に、もっとおいしく食べたい時に

　施設では、高齢社会の食という文化を創っている、と思っている。

　生活のメニューとして、郊外レクリエーション、日帰り旅行など、温泉やショッピング、食事に出かける。そこで、高齢者の潜在能力の高さを再発見する。

　ある時、ショッピングに出かけた後で、食事にレストランに入った。普段「やわ楽」食しか食べていない方が、「サイコロステーキが食べたい」と、ぱくぱく食べ出される姿は、驚異、感動、びっくりである。

　また、回転寿司を食べに出かけて、本当においしそうに、ほおばっておられる姿は、生きている感動の共有以外の何ものでもない。

　ワンコイン食として、施設の食事が、これが食べたい、といっていただける質を標準化できれば、もっと費用を頂戴してでも、より良いものに高めていきたいと思う。

　食は文化。ソフト食が、サイコロステーキのように、食べたい、といっていただけるようなネーミングと、食感を高めるために、さらに工夫を重ね、食べている姿からの発見、ディスカバー・ジャパン。これからも挑戦を続けていってほしい。

12月　クリスマス

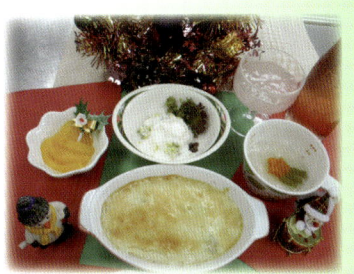

基本工程

　本章の以下の工程は、各種「やわ楽」食の作り方で採用されている基本の流れです。次章からの各種料理献立の作り方のところに「(A) 工程」「(B-1) 工程」・・と書かれているのは、本章の作り方の工程を指しています。

(A) 工程：　撹拌→加熱→冷却→成形
(B) 工程：　B-1　ゼリー液→混ぜ合わせる→成形
　　　　　　　　　（食感を残すことを重視した工程）
　　　　　　B-2　ゼリー液→混ぜ合わせる→成形
　　　　　　　　　（芋類のでんぷんの粘りを出さない工夫）
(C) 工程：　撹拌（ミキサーゲル使用）

(A) 撹拌・加熱・冷却・成形

＜例＞ にんじん

普通献立と同じ
にんじん

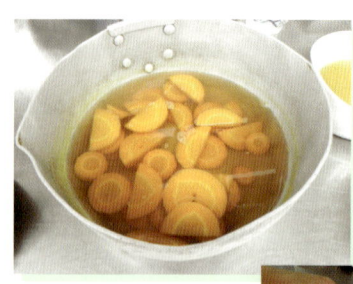

「かたまるくん」
（ゲル化剤：以下同様）
を計量
巻末80ページ参照

かたまるくんと
一緒にミキサー
にかける

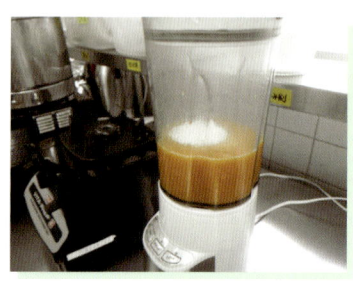

鍋に移し、60度
以上に加熱する

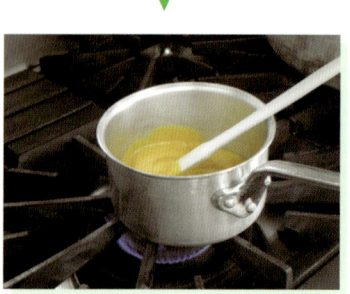

基本工程

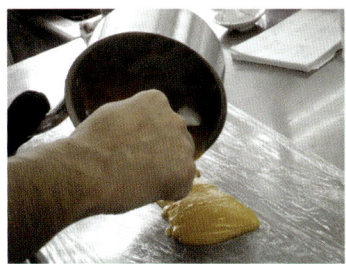
ラップ（2重）の上に広げる

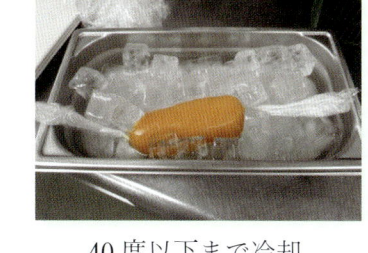
40度以下まで冷却

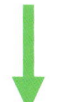

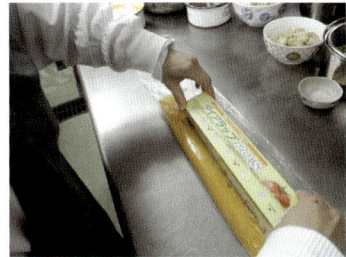
にんじんの太さに整える

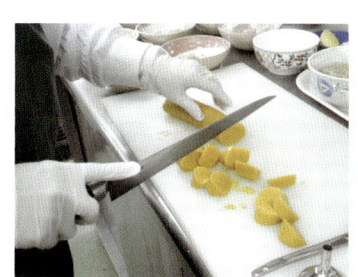
献立に合わせて切る

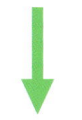

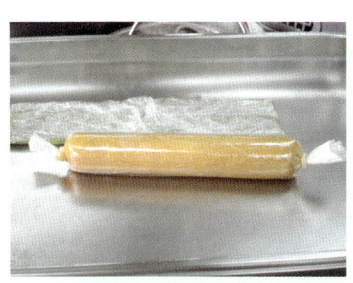
両端をくくる

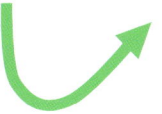

ほとんどの野菜・肉・魚・果物類はこの工程を使用。食材によって割合は異なるが、基本の工程である。ポイントは撹拌の目安で、①繊維を残さず、撹拌してしまう食材、②食感を残すために繊維を残すもの、③その両方を作り混ぜ合わせるものと、美味しく食べるために工夫をする。

(B-1) ゼリー液・混ぜ合わせる・成形

<例> 粥

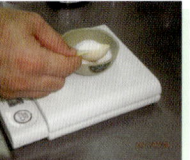
「かたまるくん」を計量

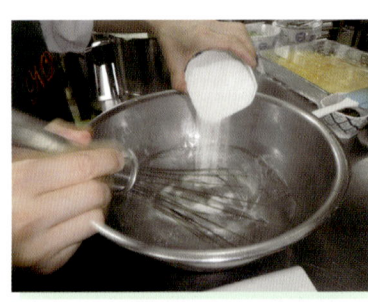
60度以上の湯にかたまるくんを入れる

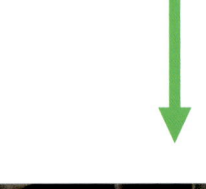
よく撹拌してゼリー液をつくる

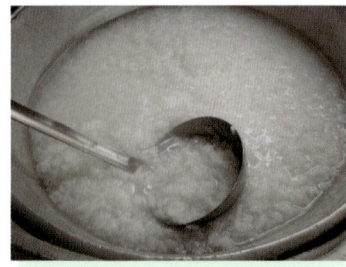
普通献立と同じ全粥

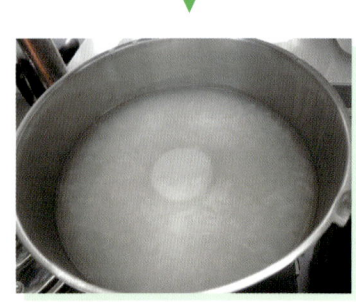
ミキサーにかける
(粒を残す)

基本工程

この工程は、食感を残すための工程で、やわ楽を作るうえで、外せない工程である。
粥・魚（うなぎ・穴子）・などに使用する。
この工程は、寿司献立を美味しく作る要の工程である。

ゼリー液と混ぜ合わせる

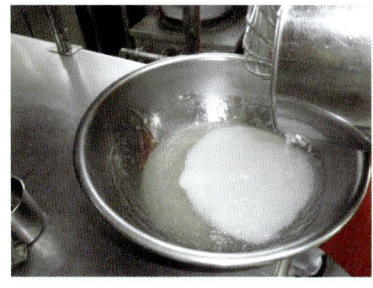

粒を潰しすぎないように混ぜる

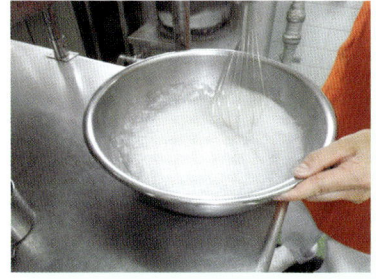

茶碗に移す

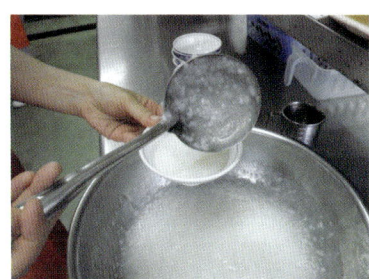

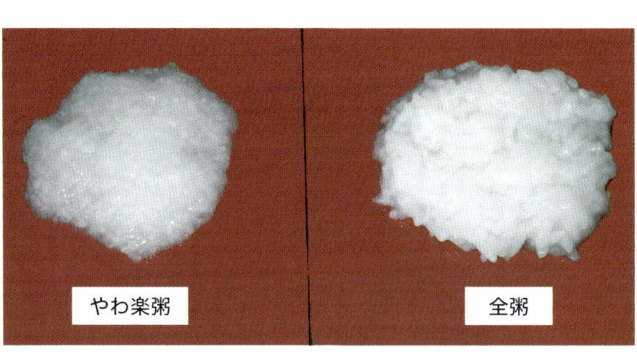

(B-2) ゼリー液・混ぜ合わせる・成形

＜例＞ 里芋

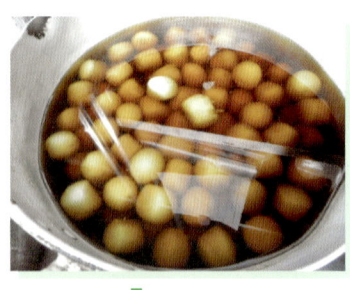

芋は煮ておく

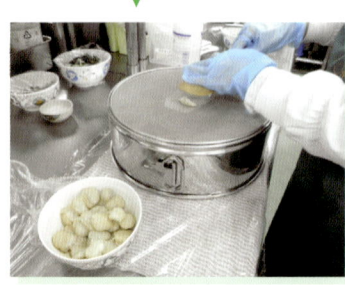

熱いうちに裏ごす

> **ポイント**
> 熱いうちに裏ごしすること。
> 冷めたら、レンジなどで温めてから裏ごしする。
> 無理やりすると粘りが出て美味しく出来上がらない。

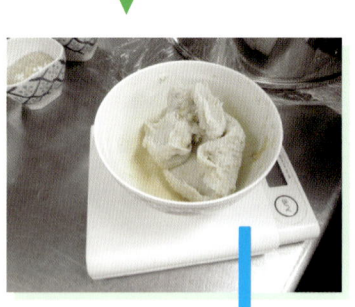

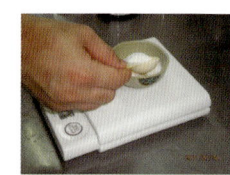

芋100gに対して、
煮汁30cc＋
かたまるくん1.6gで
ゼリー液を作る

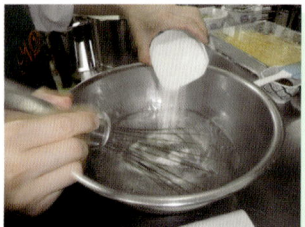

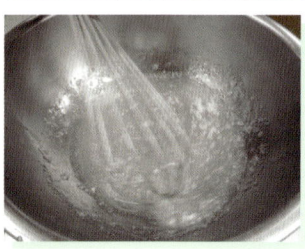

基本工程

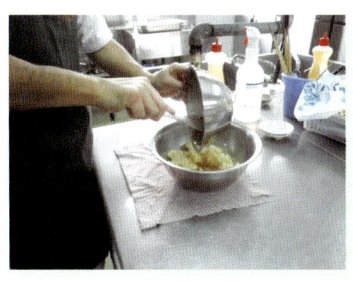
裏ごし芋とゼリー液を混ぜる

里芋・ジャガイモ・サツマイモ・長イモなどに

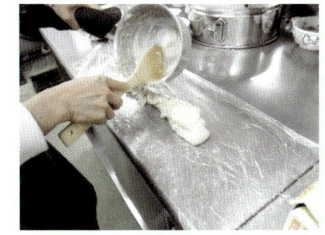
A工程と同じようにラップで成形

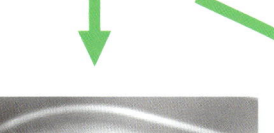

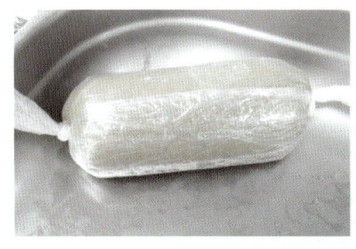 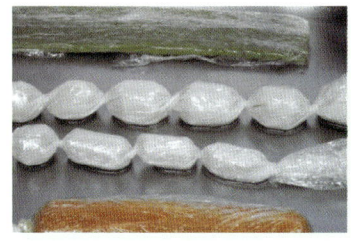

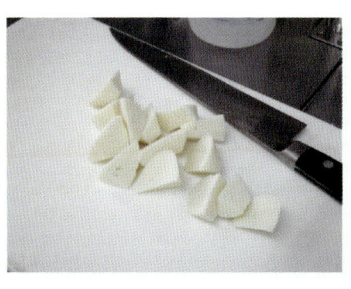
献立にあわせて、乱切りやそのままの形などに成形

芋類のでんぷんの粘りを出さず、α化したままで、維持できる工程。芋類をやわ楽にするときに苦心した所である。

(C) 撹拌のみ（ミキサーゲル使用）

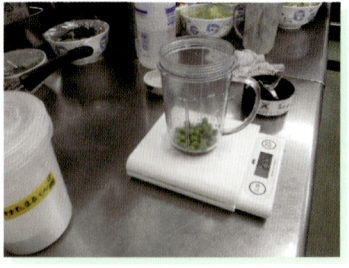

茹でたグリンピースの重さを量る

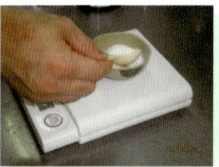

ミキサーゲル（ゲル化剤）を入れる
巻末80ページ参照

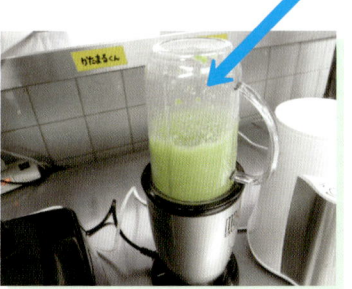

グリンピース・水・ミキサーゲルを入れて、撹拌したら、しばらく置いておく

ぽてっとしてきたら、ナイロン袋に入れやわ楽粥の上にぽとぽと落としていく

基本工程

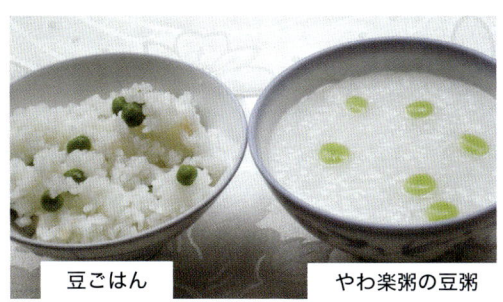
豆ごはん　　　　　　やわ楽粥の豆粥

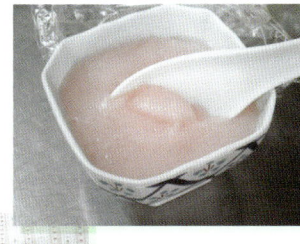

やっぱり、お寿司には甘酢生姜がいる

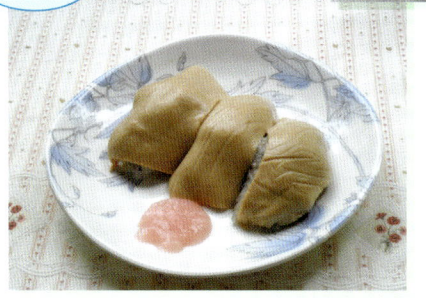

この工程は、加熱も冷却もしないで撹拌するだけである。体調に合わせて、お茶や汁ものなどにとろみをつけたりする時にも使用。グリンピース、寿司の横に添える甘酢生姜やゆるいあんのようにしたい時にと使い分けする。

ぽったりするまで、従来のとろみ剤よりも少し時間がかかるが、使用量は約1/4～1/3量で済む。しかもべとつきがない。

一日の作業工程 例（昼）

| 7:30～ | 8:30～ | 9:00～ |

7:30～ 果物のやわ楽を作り、冷蔵庫に入れる

8:30～ 普通献立調理開始

9:00～ やわ楽準備

↓

ラップで準備ができたら冷蔵庫へ

↓

その後、魚の皮を焼く

10:00〜	10:30〜	10:40〜	11:00〜	11:30〜
汁・小鉢のやわ楽を作る	やわ楽粥を作る	メイン盛り付け	ユニットワゴンを「温」に設定する。または、ウォーマーの蓋の上に置き保温する。	昼食

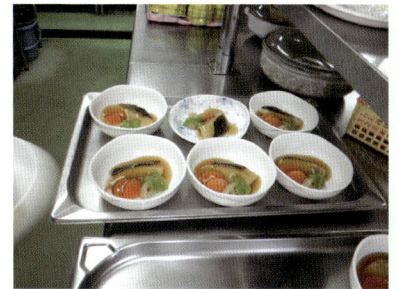

＊夕食は15時30分から普通献立調理が始まり、16時からやわ楽を作り、17時30分にワゴンやウォーマーで保温し、18時から提供となる。
＊昼食・夕食どちらも献立により作業時間は前後する。
＊行事献立の時は小鉢、汁物も丁寧にやわ楽にするため、やわ楽調理開始時間は少し早くなる。

＜参考：食材とゲル化剤の割合＞

＜（A）攪拌・加熱・冷却・成形　かたまるくん分量表＞

通常（ゆるめ）		通常（ふつう）		通常（固め）		豆腐・豆腐製品				フルーツ			
魚類		肉類・その他全般　大根（液体なし）		おくら・れんこん		絹こし・木綿豆腐		がんも・厚揚げ		黄桃缶・パイン缶・ミカン缶（0.74％）			
										洋なし缶・冷凍マンゴ（0.87％）			
個体・液体(1:1)	かたまるくん(0.8％)	個体・液体(1:1)	かたまるくん(1.0％)	個体・液体(1:1)	かたまるくん(1.6％)	個体・液体(1:1)	かたまるくん(0.3％)	個体・液体(1:1)	かたまるくん(0.3％)	固形	液体	かたまるくん(0.74％)	かたまるくん(0.87％)
50	0.4	50	0.5	50	0.8	50	0.15	50	0.15	200	110	2.3	2.7
100	0.8	100	1.0	100	1.6	100	0.3	100	0.3	400	220	4.7	5.3
150	1.2	150	1.5	150	2.4	150	0.45	150	0.45	600	330	7.0	8.0
200	1.6	200	2.0	200	3.2	200	0.6	200	0.6	800	430	9.3	10.7
250	2.0	250	2.5	250	4.0	250	0.75	250	0.75	1000	540	11.7	13.3
300	2.4	300	3.0	300	4.8	300	0.9	300	0.9				
350	2.8	350	3.5	350	5.6	350	1.05	350	1.05				
400	3.2	400	4.0	400	7.2	400	1.2	400	1.2	汁椀1個で4人分			
450	3.6	450	4.5	450	8.1	450	1.35	450	1.35	160(4人分)	90	1.85	2.2
500	4.0	500	5.0	500	9.0	500	1.5	500	1.5	320(8人分)	180	3.7	4.4

基本工程

＜（B）ゼリー液・混ぜ合わせる・成形かたまるくん分量表＞

ゼリー液を作り、食材と混ぜる					
粥（160g/1人分）		じゃが芋・さつまいも・南瓜・里芋		
かたまるくん（g） 湯＋粥の0.8%	湯（cc） 60度以上	固形	液体 （固形の30%）	かたまるくん （1.23%）
1.5 ＊	50	50	15	0.8
3.4	100	100	30	1.6
5.1	150	150	45	2.4
6.8	200	200	60	3.2
8.5	250	250	75	4.0
10.2	300	300	90	4.8
11.9	350	350	105	5.6
いなり寿司・巻き寿司・押し寿司の時はかたまるくんを約2倍（約1.6%）に増量		400	120	6.4
^	^	450	135	7.2
^	^	500	150	8.0

＊やわ楽粥は少量だとボールにくっつく割合が多いので少なめに調整

＜（C）撹拌　ミキサーゲル使用＞

冷たい食材に対して 1.0〜1.5%
温かい食材に対して 0.6〜1.0%
使用

・甘酢生姜、グリンピース
・ゆで卵の黄身
・大根おろし
・ソース類
・おはぎのきなこ
・お茶ゼリー等

寿司献立

巻き寿司
いなり寿司
押し寿司
ちらし寿司

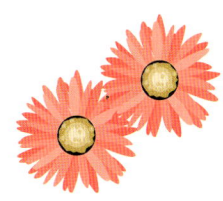

家族や友達が集まる時や祝祭日の日にはお寿司を食べることが多く、子供から高齢者の方まで大好きである。

大阪のこの泉州地域では、秋祭りには「押し寿司」を食べる家が多く、家庭によって食材や味は少しずつ異なるが、「祭りには押し寿司」である。

そのほか、節分の巻き寿司・ひな祭りのちらし寿司・うどんやそばの時にはいなり寿司を一緒に食べる。

こんなお寿司を是非食べて欲しくて、粥でお寿司を作ってみたら、思いのほか、食べる時間がいつもより早く、むせもなく、大きな口を開けて食べていただいた。

介助する職員からも感謝の言葉をもらった献立である。

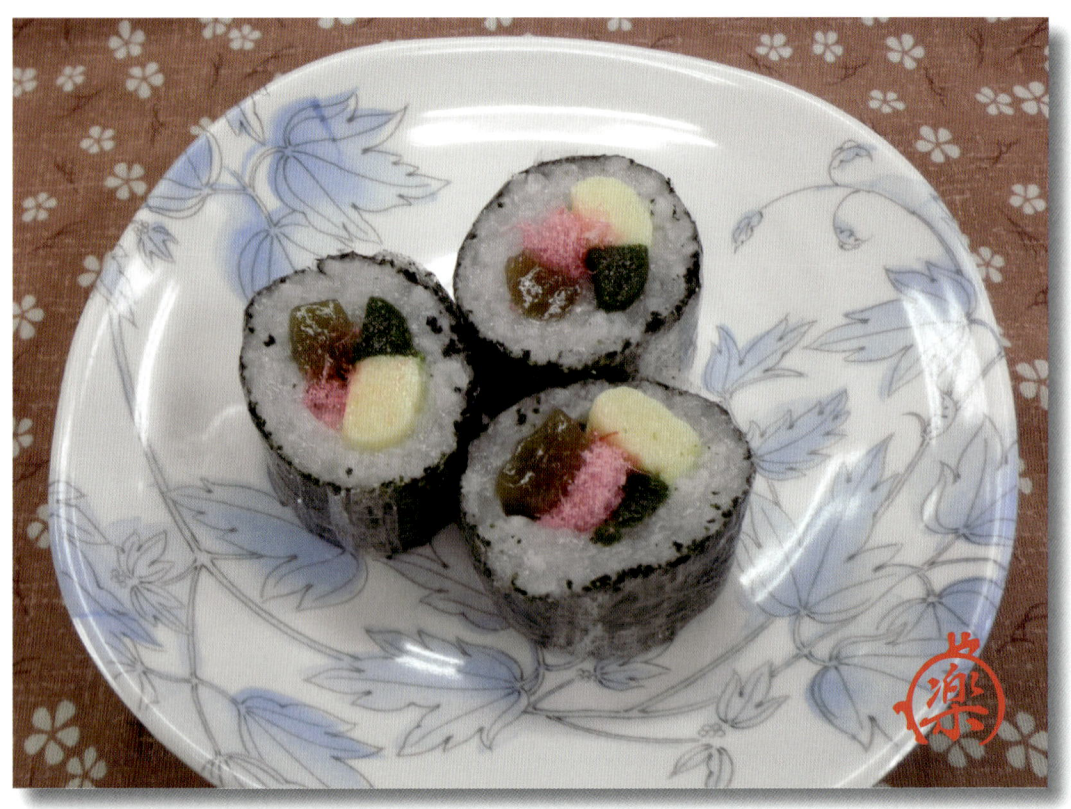

巻き寿司

介護職員が厨房にきて、ありがとうございましたと言ってくれた巻き寿司献立

意思表示がわかりにくい方でも美味しいものは食べるのが早いのよと

＜材料（1本分（20cm×20cm））＞

①やわ楽粥（寿司用） **B-1 工程にて**	
全粥	320g
湯	40cc
かたまるくん	3.4g
寿司酢（合わせ酢）	60cc

②具
A 工程にて
- 卵　60g ＋だし汁 60cc ＋かたまるくん 0.7g
- 干し椎茸甘煮 60g ＋だし汁 60cc ＋かたまるくん 0.9g
- ほうれん草 20g ＋だし汁 20cc ＋かたまるくん 0.9g

③寿司海苔　2枚（カッターで粉にする）

④桜でんぶ　10g（そのまま使用）

寿司献立

準備するもの（お盆 1 枚分）

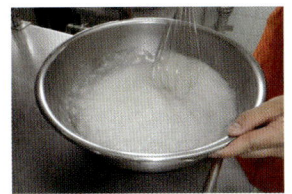
やわ楽粥（寿司用）
基本工程 B-1 参照

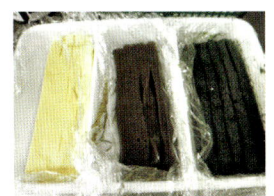
巻き寿司の具
（玉子・干し椎茸甘煮・ほうれん草）

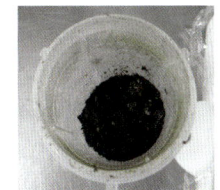
寿司海苔 2 枚を粉にする

作り方

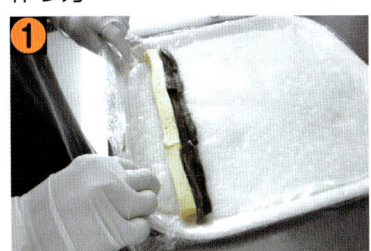
❶ やわ楽寿司粥をラップを敷いたお盆に薄く広げ具をのせるせる

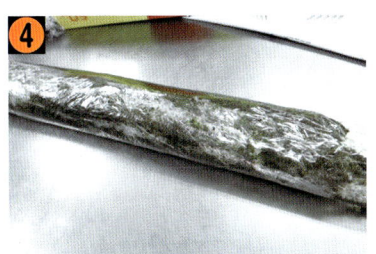
❹ ラップでしっかりと巻き、安定させる（冷蔵庫にて）

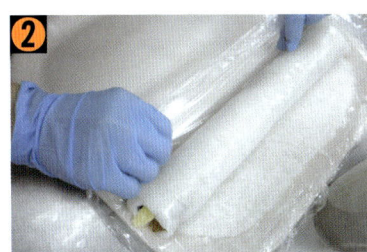
❷ ラップを海苔のようにして巻き上げる

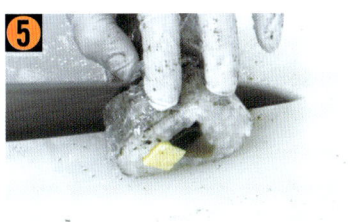
❺ 安定したら、ラップのまま切り分ける

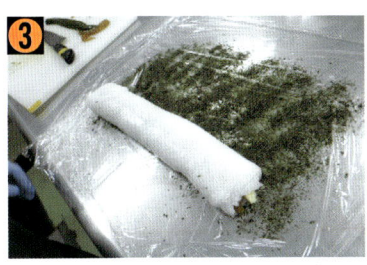
❸ 別のラップに粉海苔を散らし、②をのせる

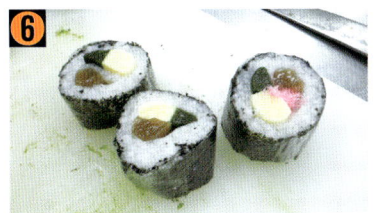
❻ あとから、桜でんぶをのせ、ラップをはずす
<u>ラップが残っていないかの確認をする</u>

ラップは誤飲しないように注意する

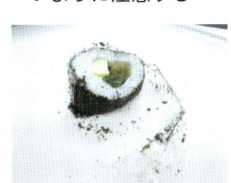

> 海苔は普通食の方でも上顎にくっつきやすく、食べにくい食材であるが、粉にすれば粥の水分を吸って、嚥下困難な方でも食べやすくなる。
> 普通食の方でもそのままの海苔が食べにくいかたには、粉海苔で巻き寿司にする。

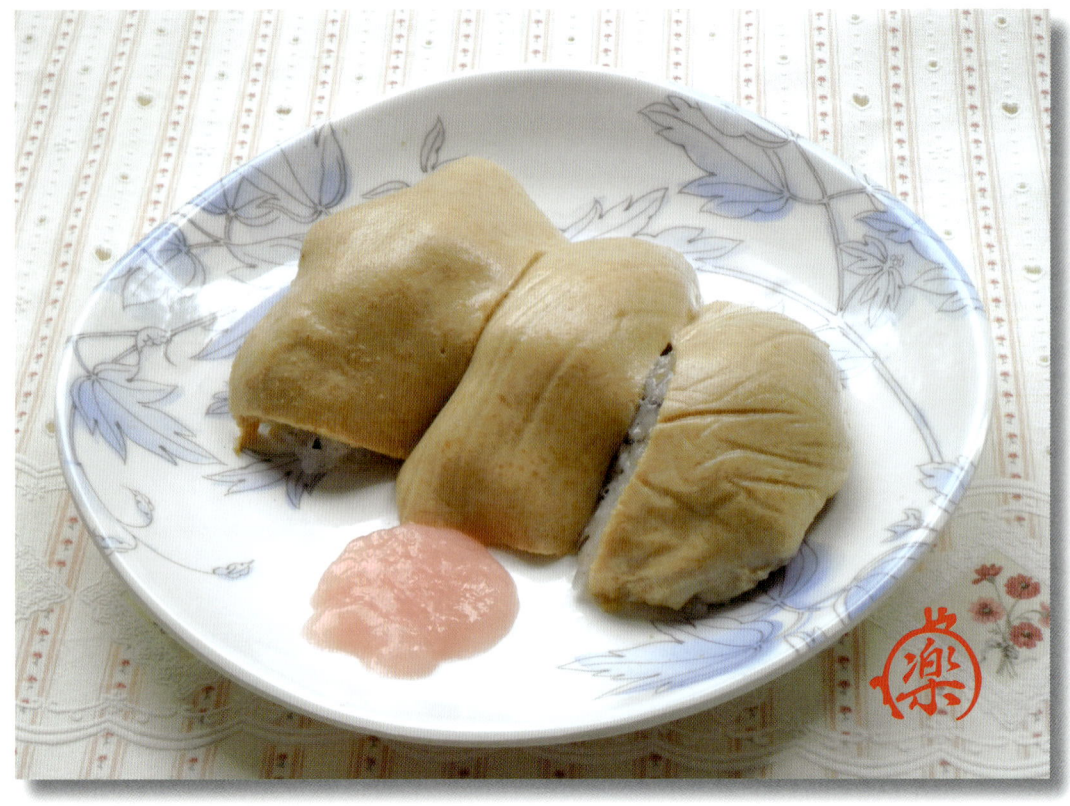

甘酢生姜はミキサーゲルとともに撹拌する

いなり寿司

作り方

> 寿司揚げはA工程
> でやわ楽にする

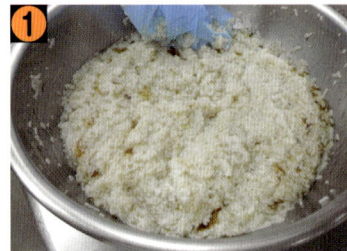

❶ やわ楽粥（寿司用）に干し椎茸甘煮・人参を細かくきざんで混ぜ合わせる

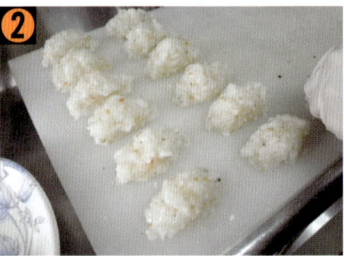

❷ いなり寿司の形に整える

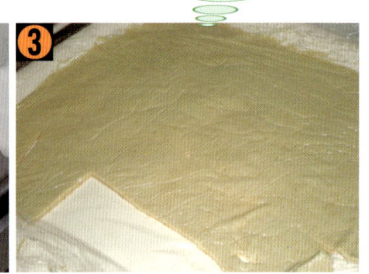

❸ 味付き寿司揚げをやわ楽粥（寿司用）の上にのせる

寿司献立

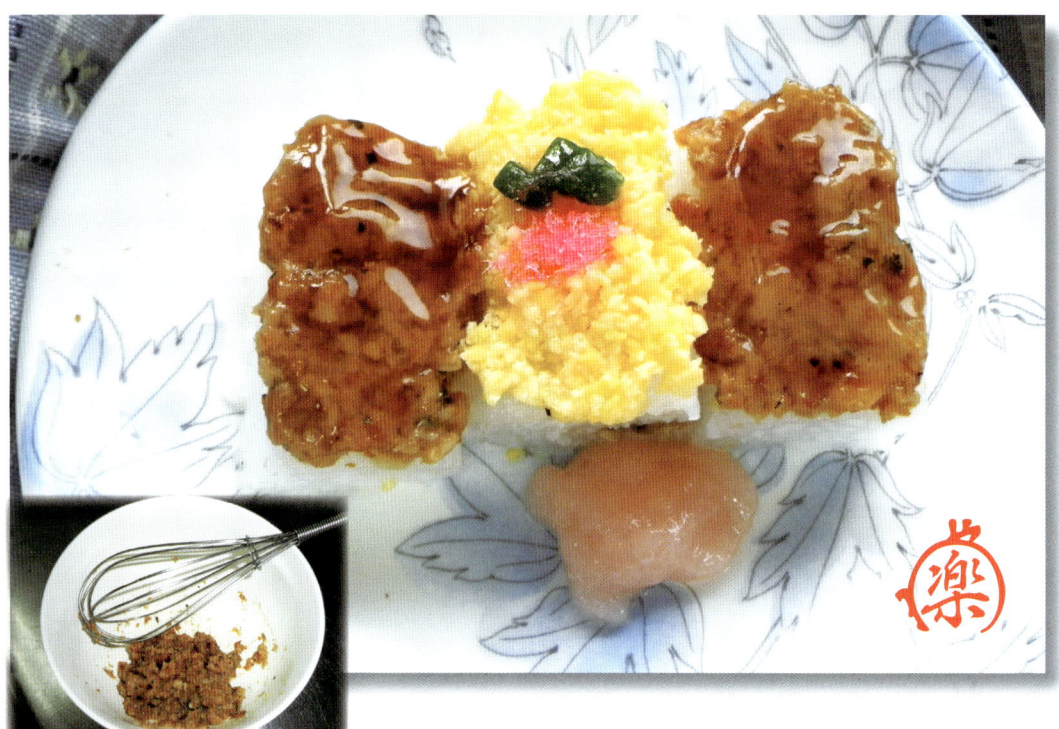

具材をゲル化剤と混ぜて固めたあと潰して、混ぜ合わせると、さらに普通の押し寿司らしくなる

押し寿司

やわ楽粥（寿司用）の上に、
・錦糸卵＋干ししいたけ甘煮＋桜でんぶ＋かいわれ大根
・刻み穴子＋甘辛たれ
を載せる

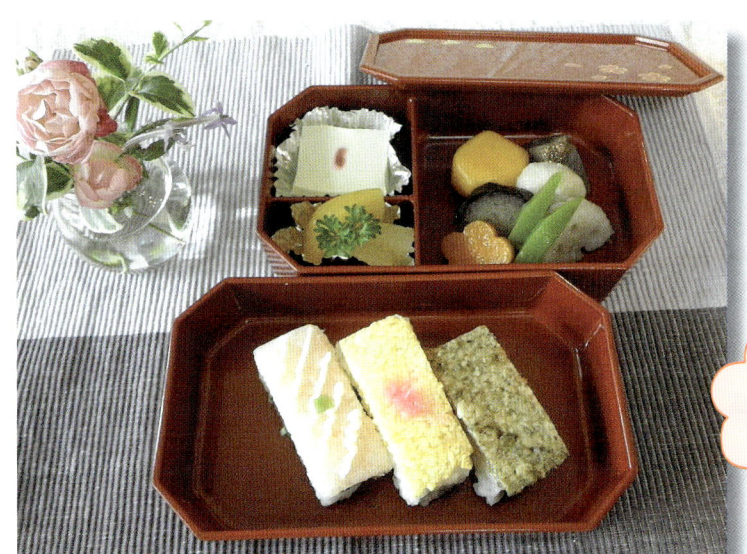

＜お弁当＞
野菜の煮物・果物・枝豆豆腐
（全てやわ楽）と一緒に

泉州地域の秋祭りには欠かせない「押し寿司」みんな大好きです

作り方

やわ楽粥（寿司用）　　　刻み穴子

分量（1人分）	
やわ楽粥　粥	200g
刻み穴子	20g
錦糸卵	10g
干しいたけ甘煮	20g
＊かたまるくんは分量表参照	
桜でんぶ	少々
貝割れ大根	少々
甘酢生姜	5g

❶ 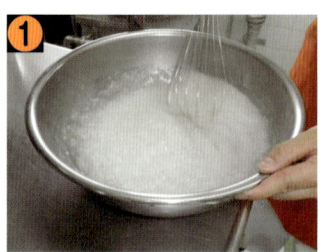 ❶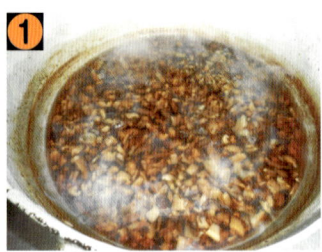

❷ 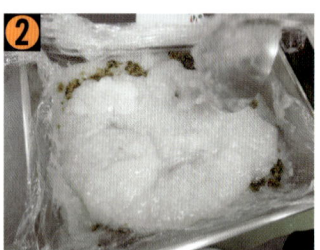 ❷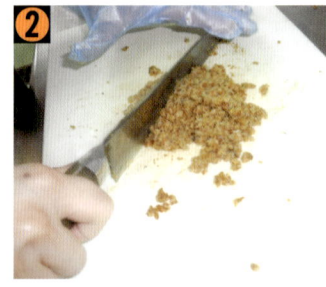

干し椎茸の甘煮を細かく刻み「やわ楽寿司粥」の間に散らす

カッター・包丁で細かく刻む

錦糸卵

❷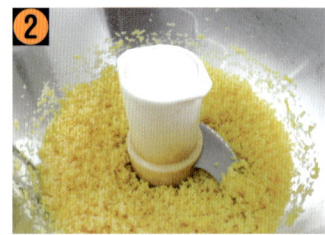

❸ 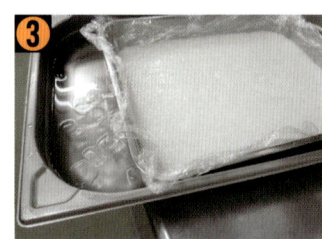 ❸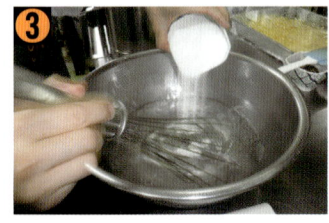

穴子・卵ともにゼリー液と混ぜて、平らにして冷却。

❹ 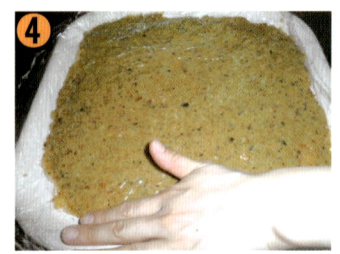 ❹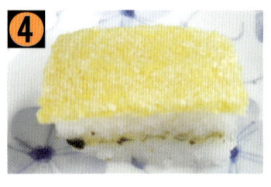

B-1 工程

❻ 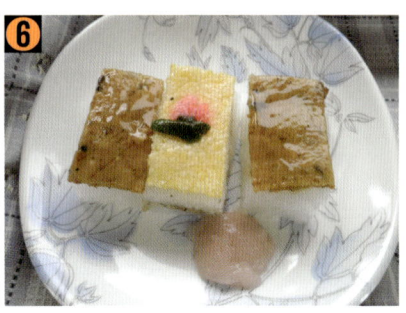 ❺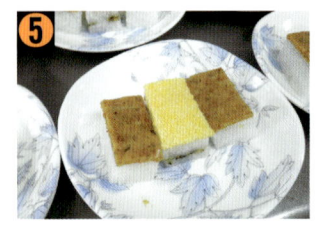

やわ楽粥（寿司用）の上に穴子・卵をのせ、仕上げのタレを塗り、卵の上に桜でんぶ・カイワレ大根をのせる

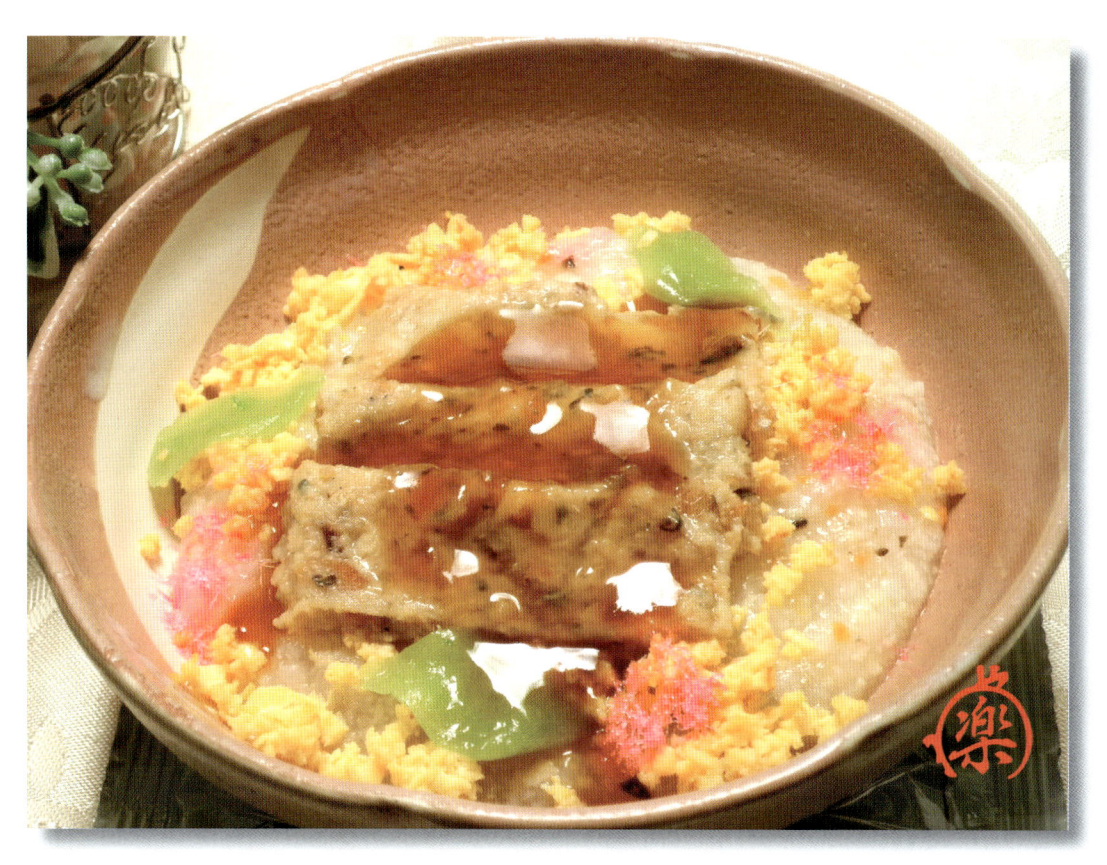

ちらし寿司

分量1人分	
やわ楽粥	
粥	160g
湯	20cc
かたまるくん	1.5g
寿司酢	30cc
高野豆腐煮物	10g
人参煮物	10g
干ししいたけ煮物	5g

分量1人分	
穴子	20g
出汁	10g
かたまるくん	0.16g
絹サヤ	5g
出汁	5cc
かたまるくん	0.08g
飾り用	
錦糸卵	10g
桜でんぶ	5g

＊やわ楽粥（寿司用）はゼリー液を作る時の湯を20ccにして、あとから寿司用の合わせ酢を30cc追加する。（1人分）

＊合わせ酢：押し寿司・巻き寿司は甘さを少し控えめ、ちらし寿司・いなり寿司は少し甘めにすると食べやすく、喜ばれる。

＜作り方＞

1. 穴子は細かく叩いて、ゼリー液と混ぜ合わせ（B-1工程）、5ミリ厚さで平らにする
2. やわ楽粥（寿司）をつくる（B-1工程）
3. カッターにかけて小さくした具（高野豆腐・人参・椎茸甘煮）を②に混ぜる
4. 器に盛り付ける
5. 錦糸卵をカッターにかけ④にのせる
6. ①の穴子を2cm×5cmの大きさに切り、卵の上にのせる
穴子の上にたれをぬる
7. 絹サヤと桜でんぶをのせる
8. 甘酢生姜はミキサーゲルと混ぜて、横に添える

肉献立

すき焼き風煮
ハンバーグ
クリームシチュー
鶏の生姜ソースかけ

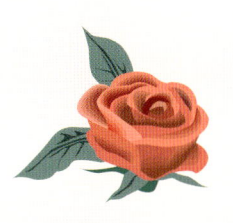

肉料理もやわらか食でよく見かける献立である。ひき肉はもともと小さく刻んだ食材であるし、簡単に「やわ楽」食ができると思っていた。

しかし、牛肉・豚肉の薄切り肉の成形に、思った以上に苦労した。ミキサーをかけると、どうしても繊維がなくなるまで回してしまいがちだし、繊維を残そうと思うと残しすぎて、食べにくい。そこでその両方を合わせてみたら、思っていたような食感が残り、食べやすかった。ハンバーグもこの方法だとよりハンバーグらしくなり、美味しくなった。すき焼き風煮の時の牛肉は糸こんにゃくと一緒にミキサーをかけると、糸こんにゃくが肉のすじのような感じに残ることもあり、不揃いに斜め切りすることにより、薄切り肉そのものになってきた。

このようにして常に普通食に見えるような盛りつけにこだわり続け、職員からも「美味しそう」の賛辞が寄せられた。

すき焼き風煮

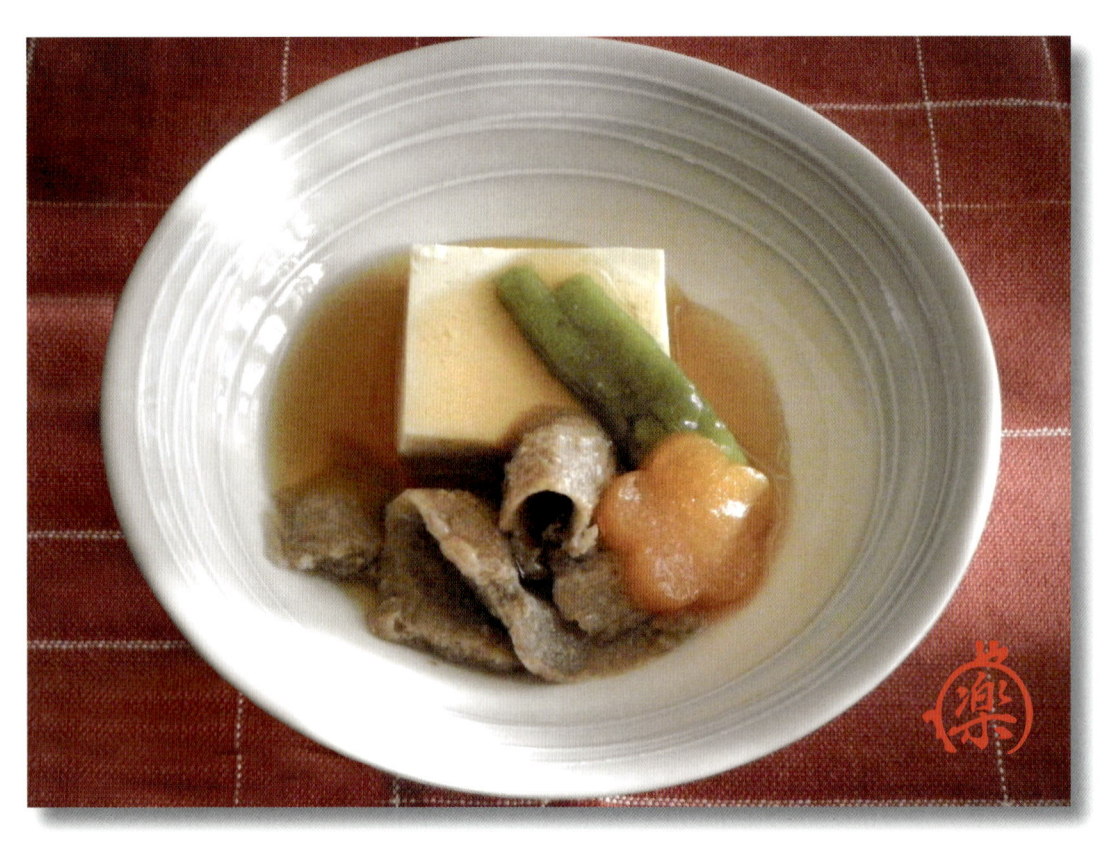

材料（5人分）

牛肉煮物	150g
玉ねぎ煮物	150g
糸こんにゃく煮物	50g
煮汁	350cc
かたまるくん	7.0g
人参煮物	50g
煮汁	50cc
かたまるくん	1.0g
豆腐煮物	150g
かたまるくん	0.5g
いんげん煮物	50g
煮汁	50cc
かたまるくん	1.0g

作り方

牛肉煮物・玉ねぎ・糸こんにゃくを合わせて（A）工程
人参煮物　　　　（A）工程
豆腐煮物　　　　（A）工程
いんげん煮物　　（A）工程
最後にあんをかける

肉の粒粒が残るようにミキサーをかける

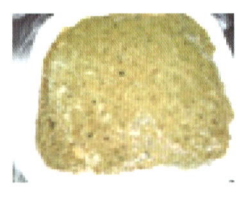

牛肉は（A）工程でゲル化剤と混ぜて加熱したものを、お盆に薄く広げて、冷却。
安定したら5cm巾ぐらいに切り、斜め削ぎ切りして、盛り付ける。
糸こんにゃくがいい感じにプツプツとして、本当の肉らしくなる。

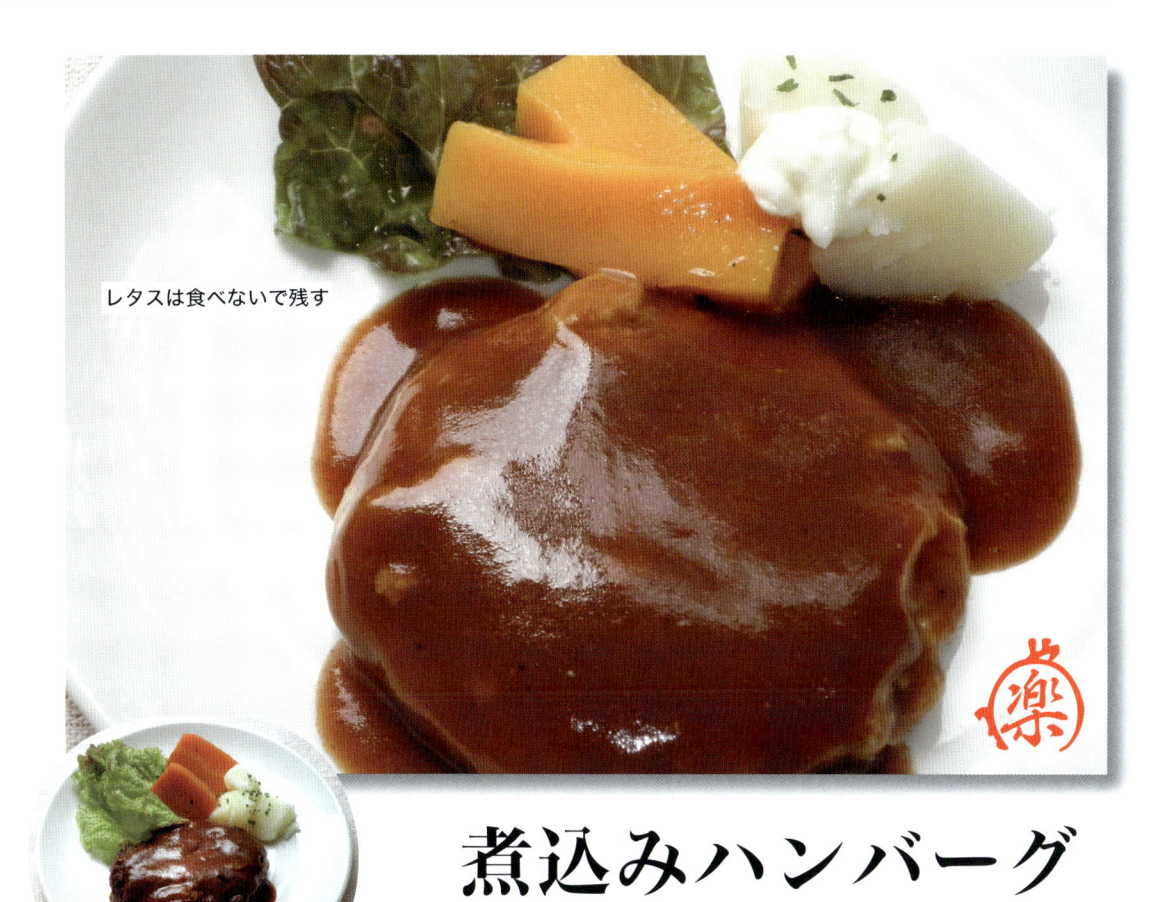

肉献立

レタスは食べないで残す

煮込みハンバーグ

普通食

材料（5人分）

I　ハンバーグ（焼き上がった）　100g
　　コンソメ出汁　　　　　　　　200cc
　　かたまるくん　　　　　　　　4.0g
II　ハンバーグ（焼き上がった）　100g
　　人参グラッセ　　　　　　　　100g
　　煮汁（グラッセよう）　　　　100cc
　　かたまるくん　　　　　　　　2.0g

　　粉ふき芋　　　　　　　　　　150g
　　湯　　　　　　　　　　　　　50cc
　　かたまるくん　　　　　　　　2.5g

　　ハンバーグソース　　　　　　適量

作り方

ハンバーグ　　　（A）工程
人参グラッセ　　（A）工程
粉ふき芋　　　　（B-2）工程
＊ハンバーグソースをかけてレタスを添える

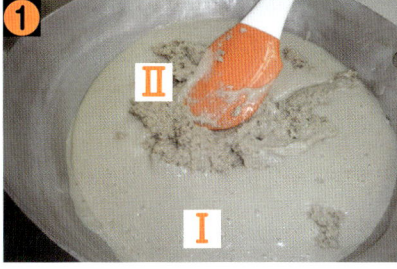

❶ 食感の違う2種類の肉を混ぜ、加熱する
　I　なめらかにミキサーにかけられているもの
　II　粒（繊維）が残っている

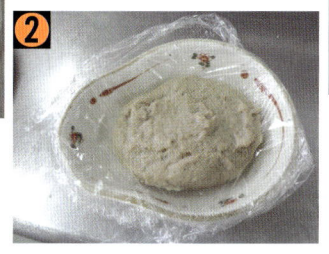

❷ ラップを敷いた器に1個ずつのせる。
表面はきれいにしすぎない。
皿に盛り、ソースをかける

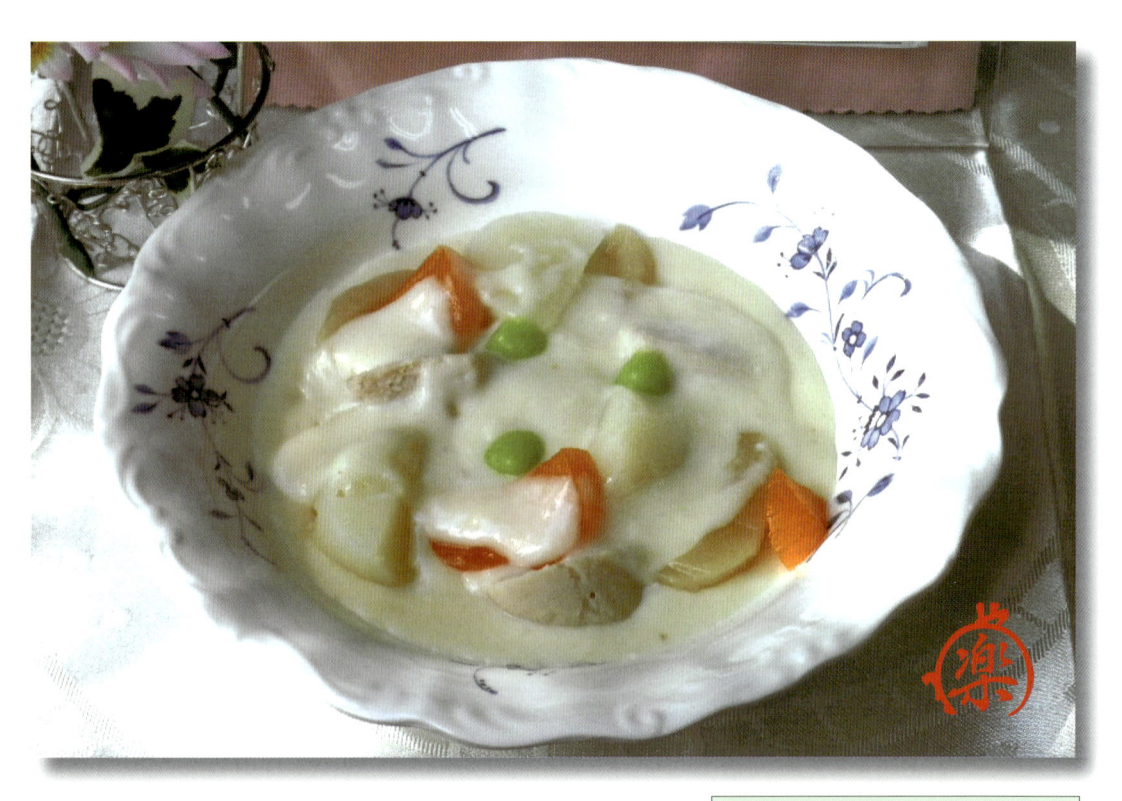

クリームシチュー

作り方

鶏肉・玉ねぎ一緒に	**(A)**	工程
人参	**(A)**	工程
じゃが芋	**(B-2)**	工程
グリンピース	**(C)**	工程

クリームソース　適量

クリームソースを半量敷いた皿にじゃが芋・鶏肉・人参などを散らし、もう一度クリームソースをかけて、最後にグリンピースを散らす。

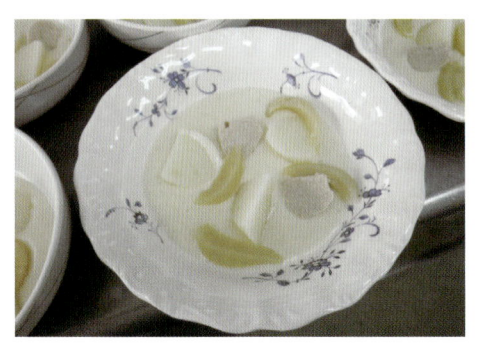

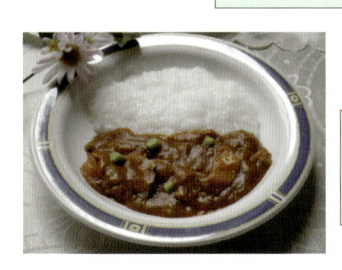

材料（5人分）

鶏肉（煮込み済）	100g
たまねぎ（煮込み済）	150g
コンソメ出汁	250cc
かたまるくん	5.0g
人参（煮込み済）	100g
コンソメ出汁	100cc
かたまるくん	2.0g
じゃが芋（煮込み済）	200g
湯	65cc
かたまるくん	3.3g
グリンピース（ボイル）	50g
ミキサーゲル	0.3g

ハヤシライスも同様にして、やわ楽粥に添える。

肉献立

サラダ菜は残す

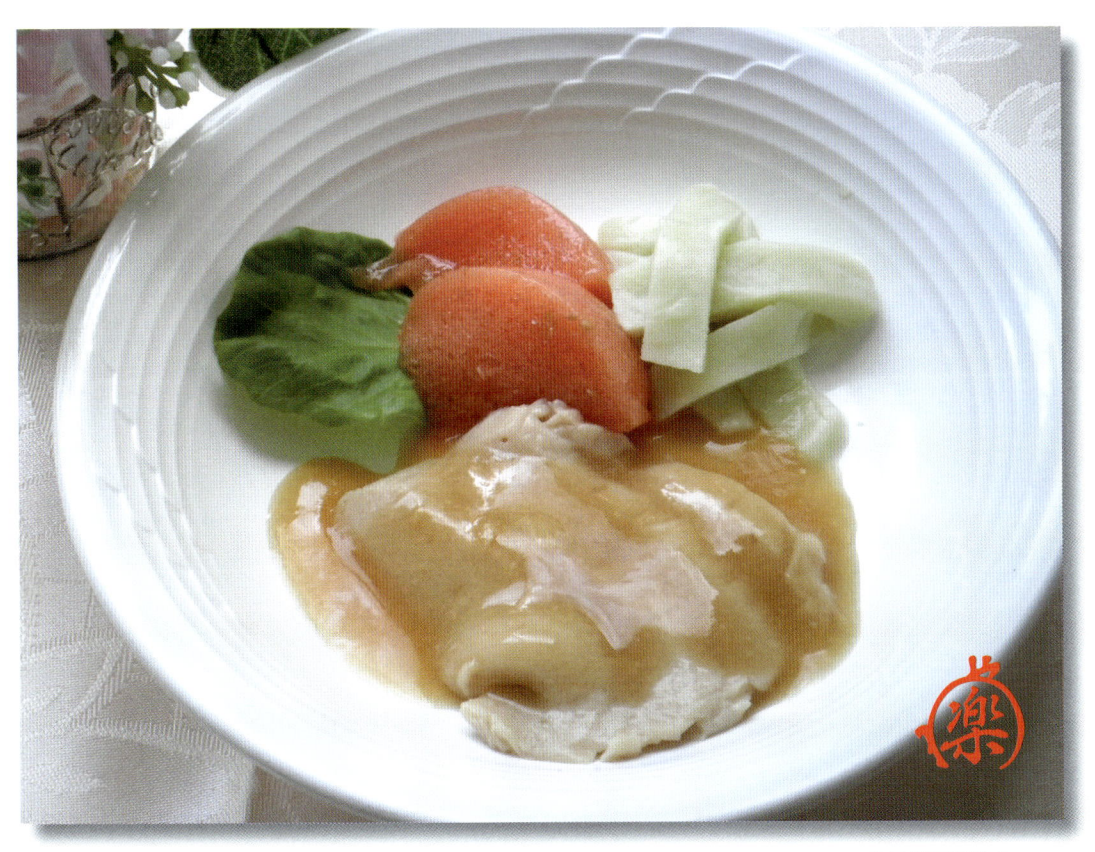

鶏の生姜ソースかけ

材料（5人分）	
鶏肉（煮込み済）	150g
コンソメ出汁	150cc
かたまるくん	3.0g
キャベツ（ボイル）	150g
コンソメ出汁	150cc
かたまるくん	3.0g
トマト（湯むき済）	300g
かたまるくん	3.0g
トマト：この分量でお椀5個分	
（くし型8個分）	

作り方		
鶏肉	(A)	工程
キャベツ	(A)	工程
トマト	(A)	工程

サラダ菜を敷いて、蒸し鶏のようにそぎ切りにし、生姜ソースをかける

鶏肉は皮なしのものを使用している。
美味しいソースをかけて提供。
生姜ソース・トマトソース・ごまだれ等和・洋・中と幅広く利用できる

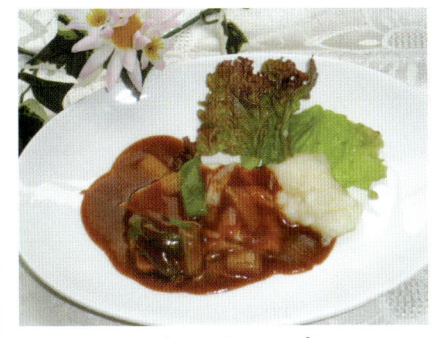

チキンチャップ

魚献立

さわらのムニエル
さんまのかば焼き
鮭の塩焼き
赤魚の煮付

　魚はやわらか食に使いやすい食材なだけに、多くの業者が様々なものを出している。見た目にも美味しそうなものもあるが、普段使うには少し高価であったり、魚の種類が限られていたりと、どうすればいいかと考えていた頃、その日の昼食は鮭の塩焼きだった。まがりなりにも形のあるやわらか食の提供ができていたので、厨房で出来上がりを見ていたら、鮭の皮がホテルパンに置き去りにされていた。それをやわらか食につけてみたら、「鮭の塩焼き」そのものの出来上がりである。添えのさつま芋にも、皮をつけてみた。普通食の「鮭の塩焼き」そのものの出来上がりである。平成二十三年五月十六日の昼食だった。「やわ楽」食は、この鮭とさつま芋から始まったと言ってもいいくらいの転機となった。

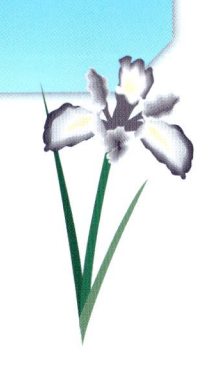

　鮭やホッケのように皮がはがれやすい魚ばかりでなく、太刀魚、さんま、さわらなど薄い皮はいろいろと工夫を重ね、鮭と同じように出来上がりのは魚のやわ楽に被せることが出来て、やわ楽の世界が大きく広がっていった。見た目はそのものが出来上がったが、味はどの魚も変わりなく、あまり美味しくない。少し、食感を残すことはどうだろうか？結果は「美味しかった」その魚そのものの味がした。でも、いままで粒のあるものを食べたことがない利用者にとって誤嚥のリスクがついてくる。「あん」をかけてみるとスムーズに食べられた。「あんのせいかもしれないが、美味しかったみたい」と職員の声があった。

　好きなもの・美味しいものは（少し無理でも）「食べたい」気持ちが勝ってスムーズに食べることができるという当たり前のことに気づかされた。

魚の皮の処理

「やわ楽」の魚料理を作るうえで、食べないが絶対に欠かせないものである。それは魚の皮である。皮があるから"さわら""さば""さんま"と見ただけでわかる。

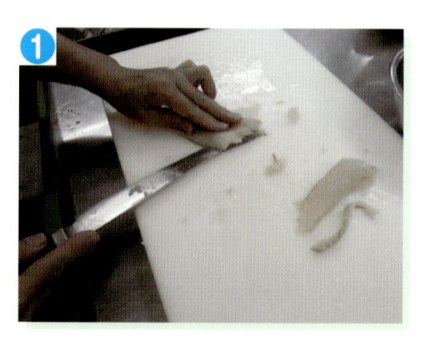

❶ 生の魚の皮をはがす

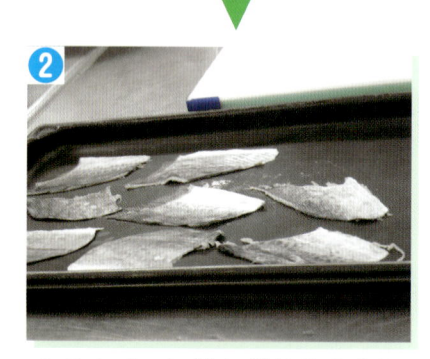

❷ ホテルパンに貼り付けるように並べる

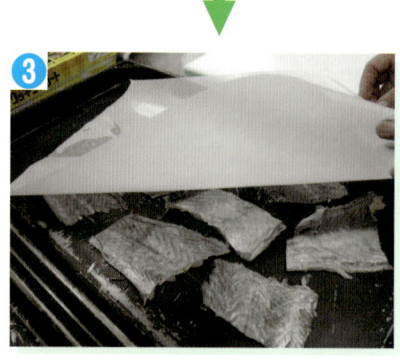

❸ ②のうえにクッキングペーパーをかぶせ、もう一枚ホテルパンをかぶせ、130度で8分焼く

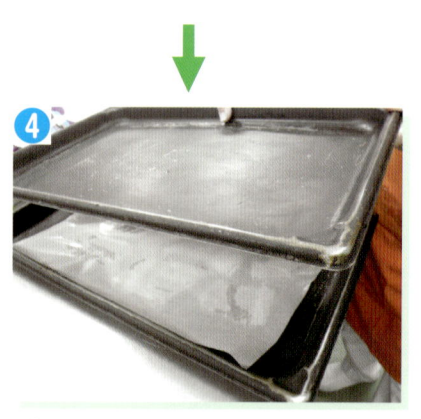

❹ 上のホテルパン・クッキングペーパーをはずす
さらに130度で4分乾燥焼きする

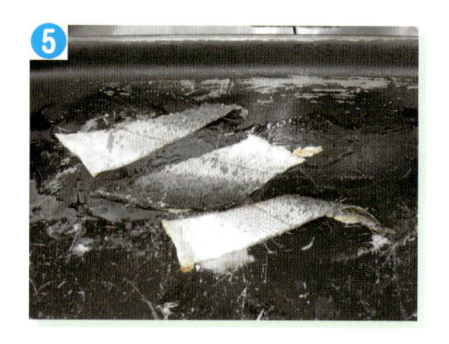

❺

☆鮭・ホッケ・ブリなどは皮がかたいので、焼いたあと皮をはがして使用できる

魚献立

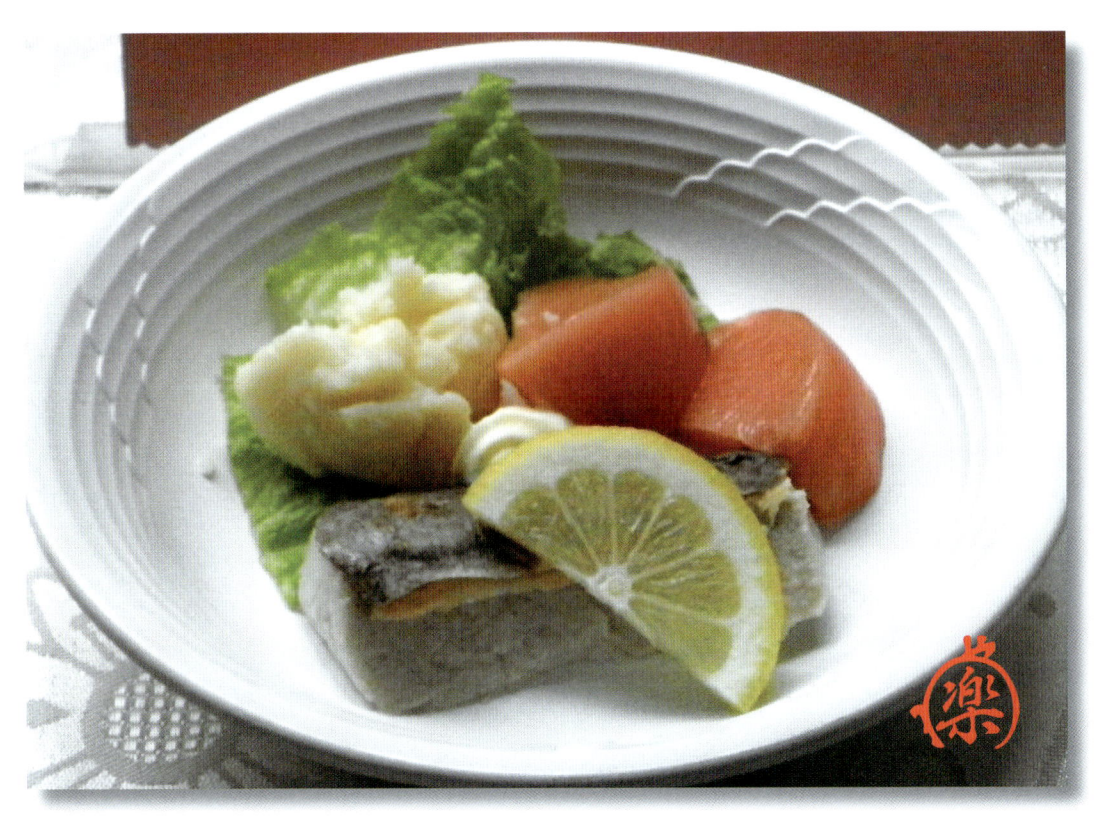

*レタス・レモンは添え物
自力摂取できる方の場合、配膳後、魚の皮・レタス・レモンは取り除いておく。

さわらのムニエル

材料（5人分）	
・さわら	200g
コンソメ出汁	200cc
塩・こしょう	少々
かたまるくん	3.2g
・トマト（湯むきしたもの）	100g
白湯	100cc
かたまるくん	2.0g
・じゃがいも	150g
湯（60度以上）	50cc
かたまるくん	2.5g
・添え：レタス、レモン半月切り	1枚

作り方
さわら・トマト　　（A）　工程
じゃがいも　　　　（B-2）工程

（さわらの形を整えた後、焼き上げた皮を載せる。以降の魚料理でも同様）

*じゃがいもは（B-2）の工程でもいいが、蒸して裏ごししたあと、多めのマヨネーズであえても柔く、美味しく食べられる（洋風献立の添えの場合のみ）。

魚の上から薄くずあんをかけると嚥下困難な方も安心して食べられる

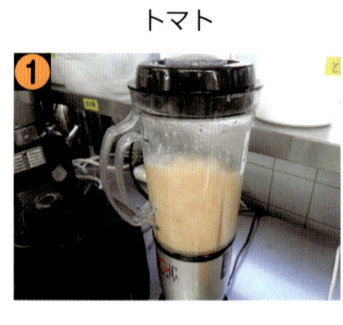

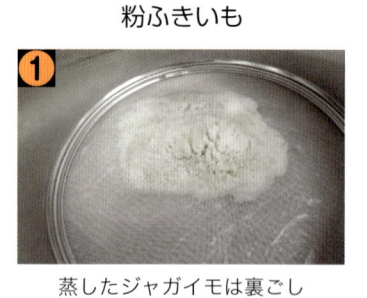

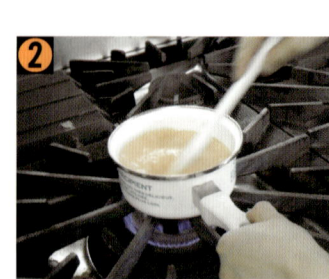

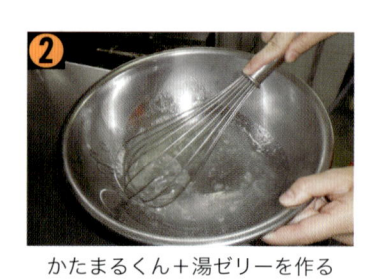

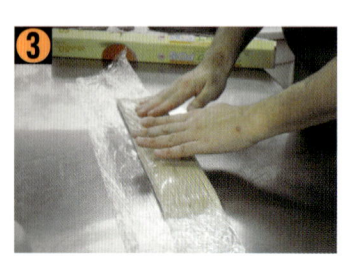

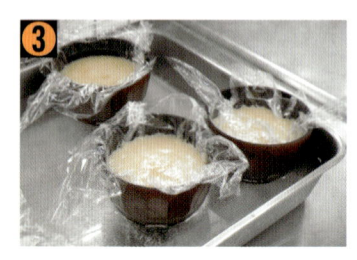

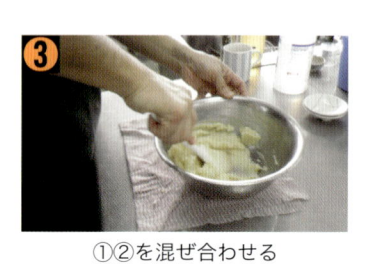

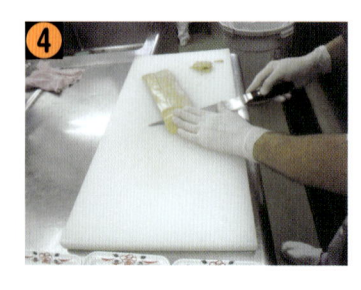

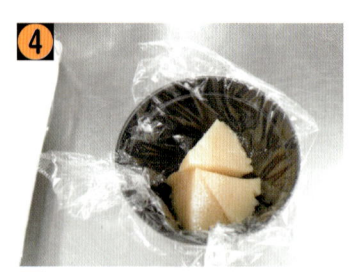

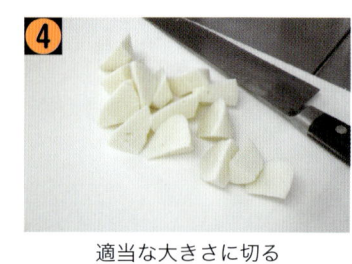

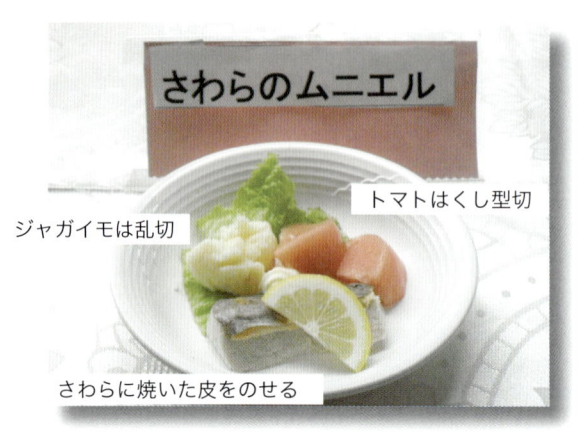

さわらのムニエル	トマト	粉ふきいも
①	①	① 蒸したジャガイモは裏ごし
②	②	② かたまるくん＋湯ゼリーを作る
③	③	③ ①②を混ぜ合わせる
④	④	④ 適当な大きさに切る

さわらのムニエル

- ジャガイモは乱切
- トマトはくし型切
- さわらに焼いた皮をのせる
- レタス・レモンを添えて出来上がり

魚献立

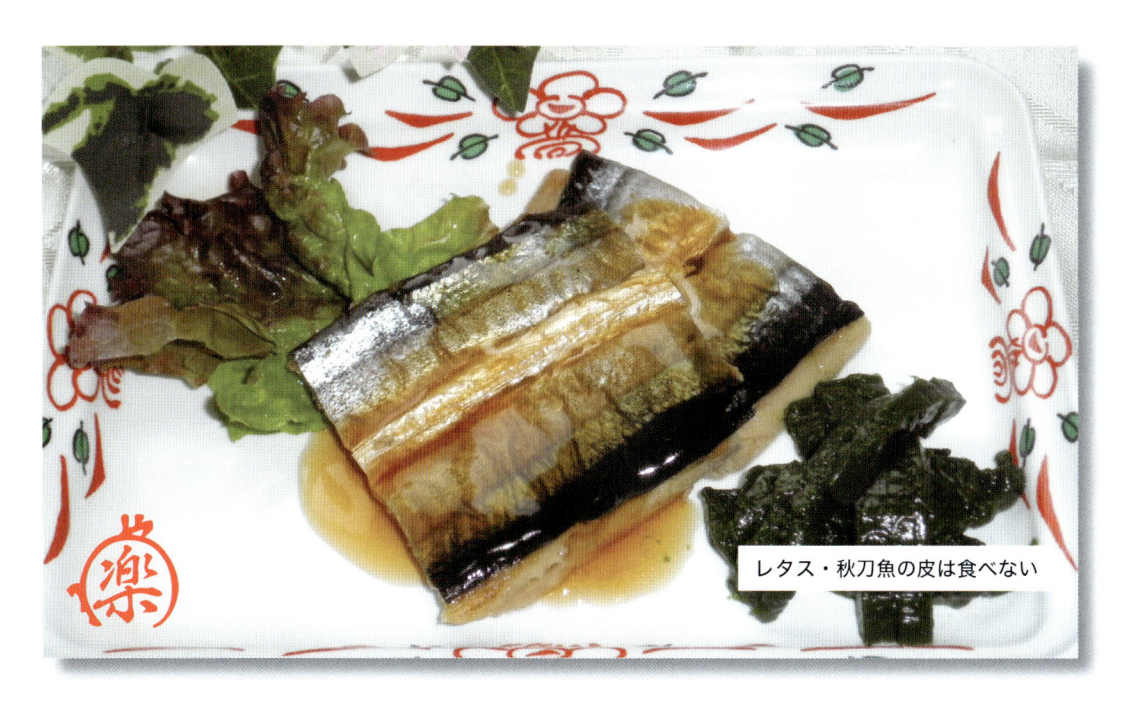

レタス・秋刀魚の皮は食べない

さんまのかば焼き

材料（5人分）
- さんまの煮付け（皮なし）　200g
  煮汁　　　　　　　　　　　200cc
  かたまるくん　　　　　　　3.2g

- ほうれん草の和え物　　　　100cc
  だし汁　　　　　　　　　　100cc
  かたまるくん　　　　　　　2.0g
- 添え：レタス

＊煮汁は味の濃さにより、だし汁で味を整える

作り方
さんま　　　　（A）工程
ほうれん草　　（A）工程
仕上げに甘辛タレを塗る

魚の触感（繊維）
を残す
さんまの味がして
美味しい

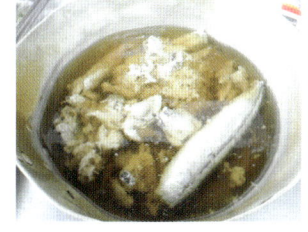

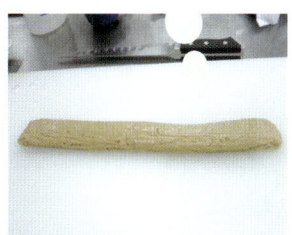

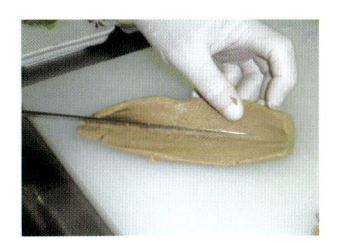

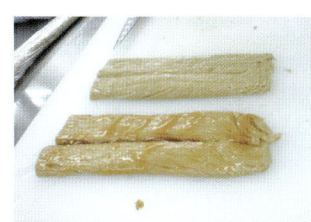

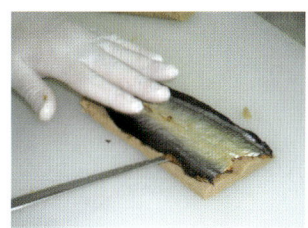

皮をとったさんまを煮て、煮汁、ゲル化剤とともにミキサーにかけ、60度以上で加熱。冷却後、成形し、焼いた皮をのせる。最後にたれを塗って出来上がり

この献立が
やわ楽の原点である

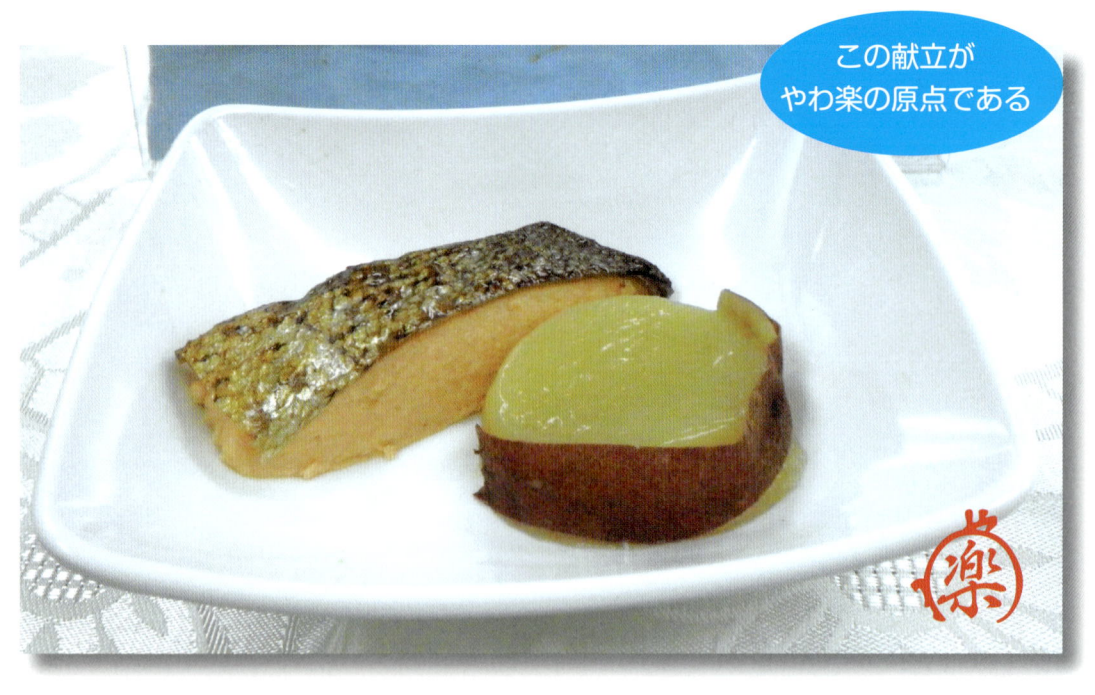

*注意！自力摂取される方は、配膳後、皮ははずしておく

鮭の塩焼き

皮がない鮭は
美味しそうですか？

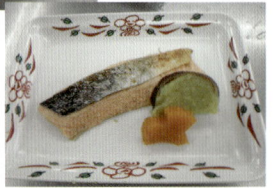

皮のある鮭の塩焼き

材料（5人分）	
・鮭の塩焼き（皮なし）	200g
だし汁	200cc
かたまるくん	3.2g
・さつま芋煮物（皮なし）	100g
煮汁	30cc
かたまるくん	1.5g
・人参煮物	50g
煮汁	50cc
かたまるくん	1.0g

作り方
鮭・人参　（A）　工程
さつま芋　（B-2）　工程

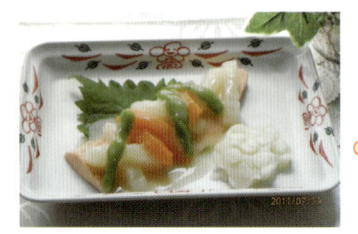

鮭のちゃんちゃん焼

このような献立なら
皮がなくても大丈夫。
でもあったほうが
美味しそう！

魚献立

赤魚の煮付

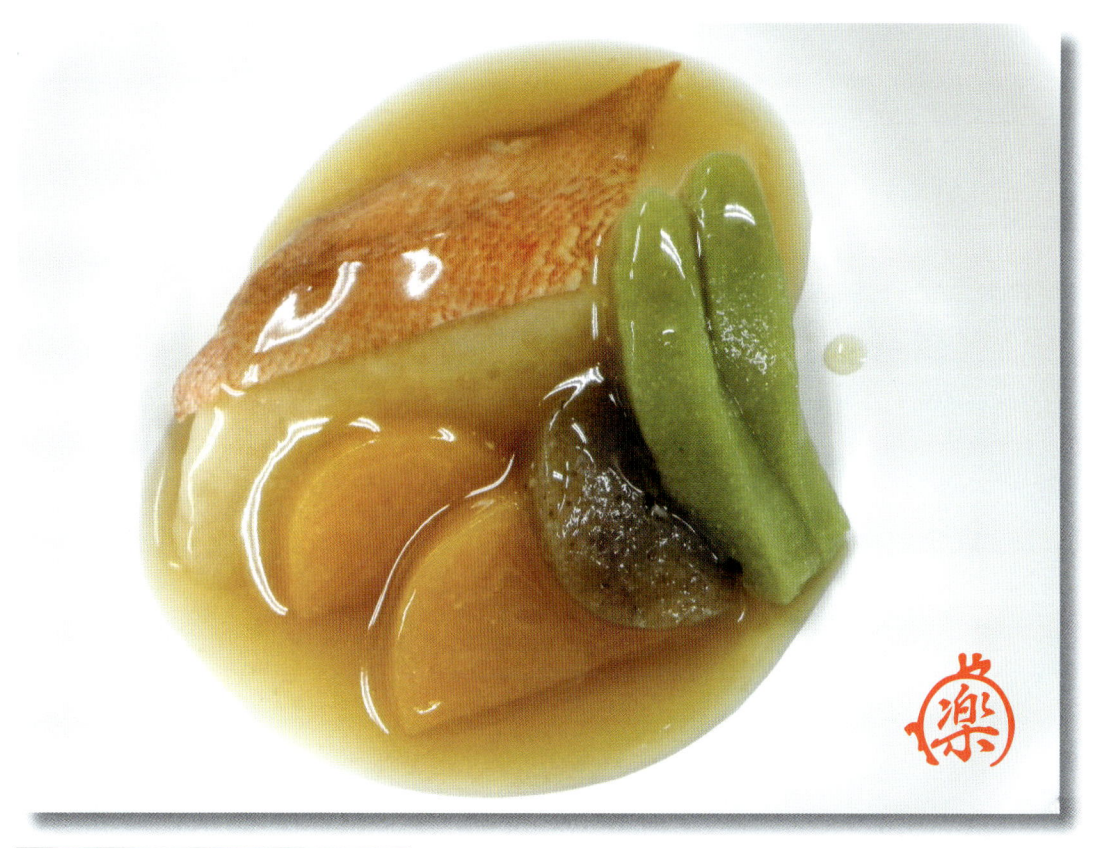

赤魚は皮が赤いのできれい

材料（5人分）
- 赤魚煮付け（皮なし）　200g
  - 煮汁　　　　　　　　200cc
  - かたまるくん　　　　　3.2g
- 椎茸煮物　　　　　　　　50g
  - 煮汁　　　　　　　　　50cc
  - かたまるくん　　　　　1.0g
- いんげん煮物　　　　　　25g
  - 煮汁　　　　　　　　　25cc
  - かたまるくん　　　　　0.5g

作り方
赤魚煮付け（皮なし）	(A) 工程
人参煮物	(A) 工程
椎茸	(A) 工程
いんげん煮物	(A) 工程

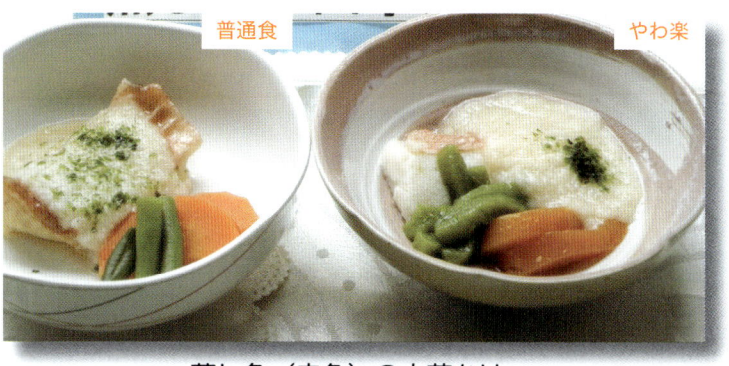

普通食　　　やわ楽

蒸し魚（赤魚）の山芋かけ

（例外）
寿司の時のあなご・うなぎ

(B-2) 工程での仕上げ

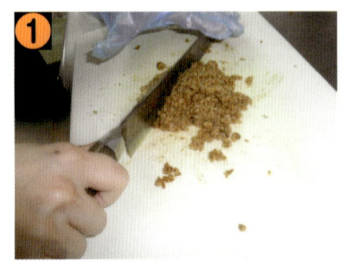

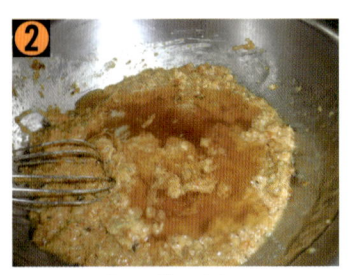

❶ 細かくたたく

❷ ゼリー液と合わせ

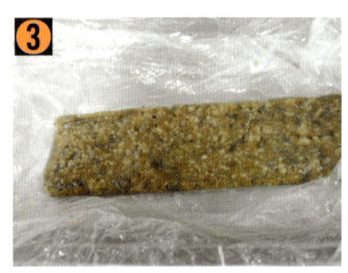

❸ ラップで穴子の大きさに成形し、安定させる

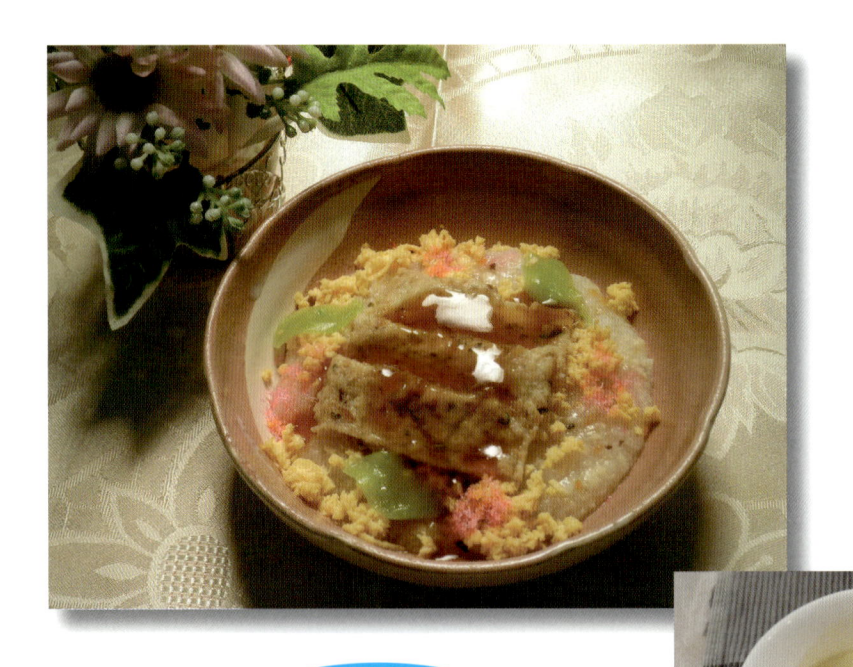

ちらし寿司と茶碗蒸し
一番人気の献立

煮物献立

筑前煮
おでん
炊き合わせ
豆腐の柚子味噌かけ
豚肉の胡麻味噌煮

煮物はやわ楽の中で一番美味しく食べていただける献立。

いろんな食材が集まった煮物が美味しいわけはそれぞれの食感が異なっているからで、だからこそ美味しくなる。そのためには手間が少しかかるが、作りがいのある献立である。

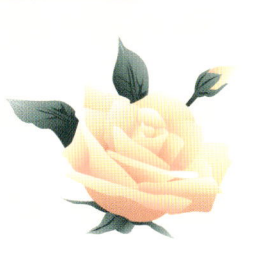

根菜類・芋類などそのままでは食べづらく、どろどろにするしかなく、美味しさとは程遠いものになっていたが、今は見た目にも食べても美味しい献立となった。

季節感も感じていただけるように、人参などで、桜・もみじ・梅での型抜きして、家族様にも喜んでいただいている。

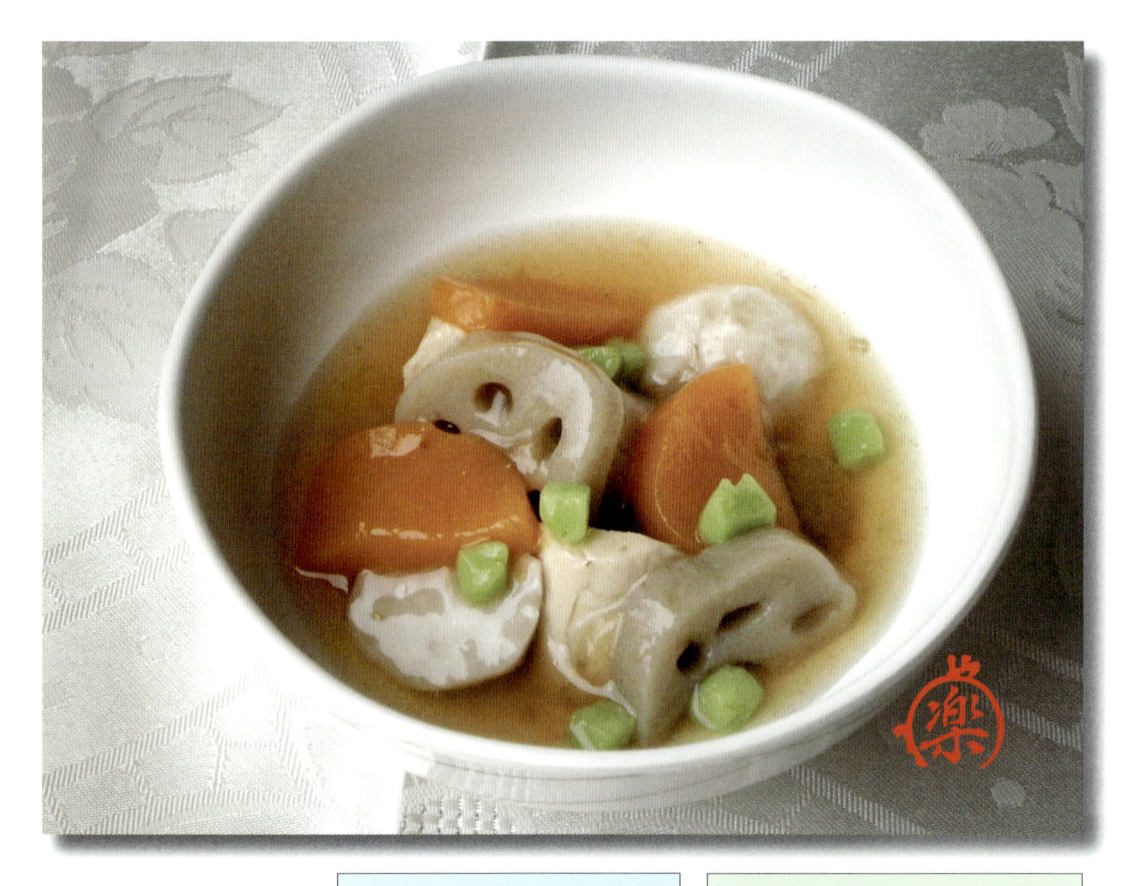

筑前煮

作り方		
鶏肉	(A)	工程
レンコン	(A)	工程
里芋	(B-2)	工程
人参	(A)	工程
グリンピース	(A)	工程

材料（1人分）	
鶏肉（煮物）	20g
レンコン（煮物）	20g
里芋（煮物）	20g
人参（煮物）	20g
グリンピース（ボイル）	10g

他に干し椎茸・こんにゃく・ごぼうなど好みで入れる

① 食材＋同量の出し汁＋1％のかたまるくんをミキサーにかけ、鍋で加熱する。
② 40度以下に冷却し、成形して盛り付ける。（次ページ参照）

> 大阪府泉州地域は美味しい里芋の産地でもあり、煮物や汁物に里芋を入れることが多い。

普通食　　やわ楽

> 最初のころ、職員から「今日は豚の鼻が入っていたよ」と言われ？？？
> そういえば、レンコンが少しやわらかかったから、穴は2個しかなかった。

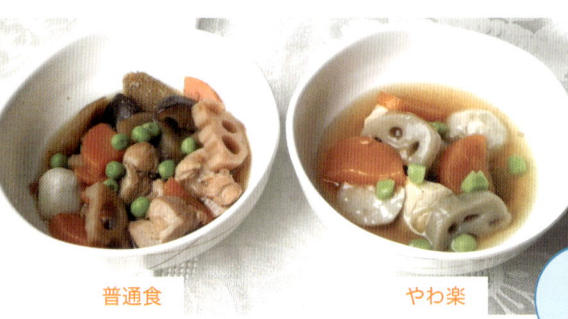

(A) 行程参照

にんじん・れんこん・鶏肉・グリンピースは加熱して冷却する

れんこん

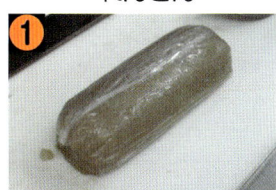

① れんこんの太さにラップで成形する

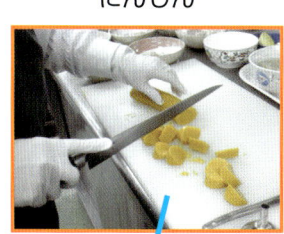

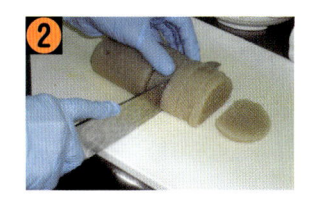

②

③ 小さいじょうごを使って穴を開ける

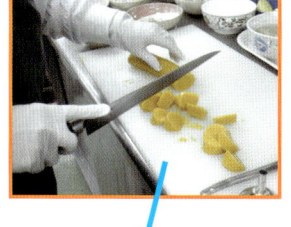

④

⑤

にんじん

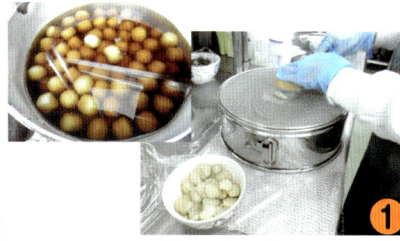

(B-2) 工程参照

里芋

① 煮た里芋は熱いうちに裏ごしをする

② 裏ごしした里芋はゼリー液と混ぜてつくる

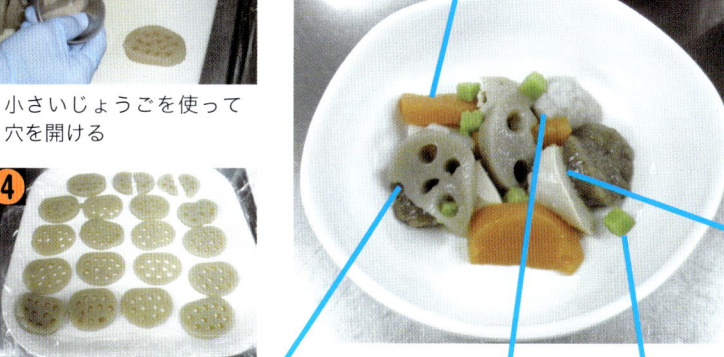

③

④

最後に「あん」をかけて出来上り

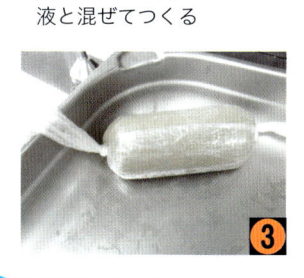

鶏肉

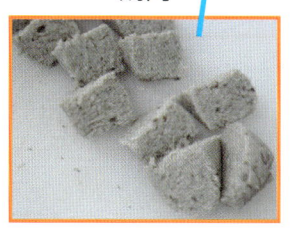

グリンピース

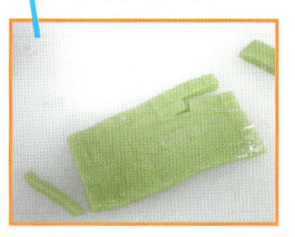

それぞれが**異なる食感**だからこそ、美味しくなる

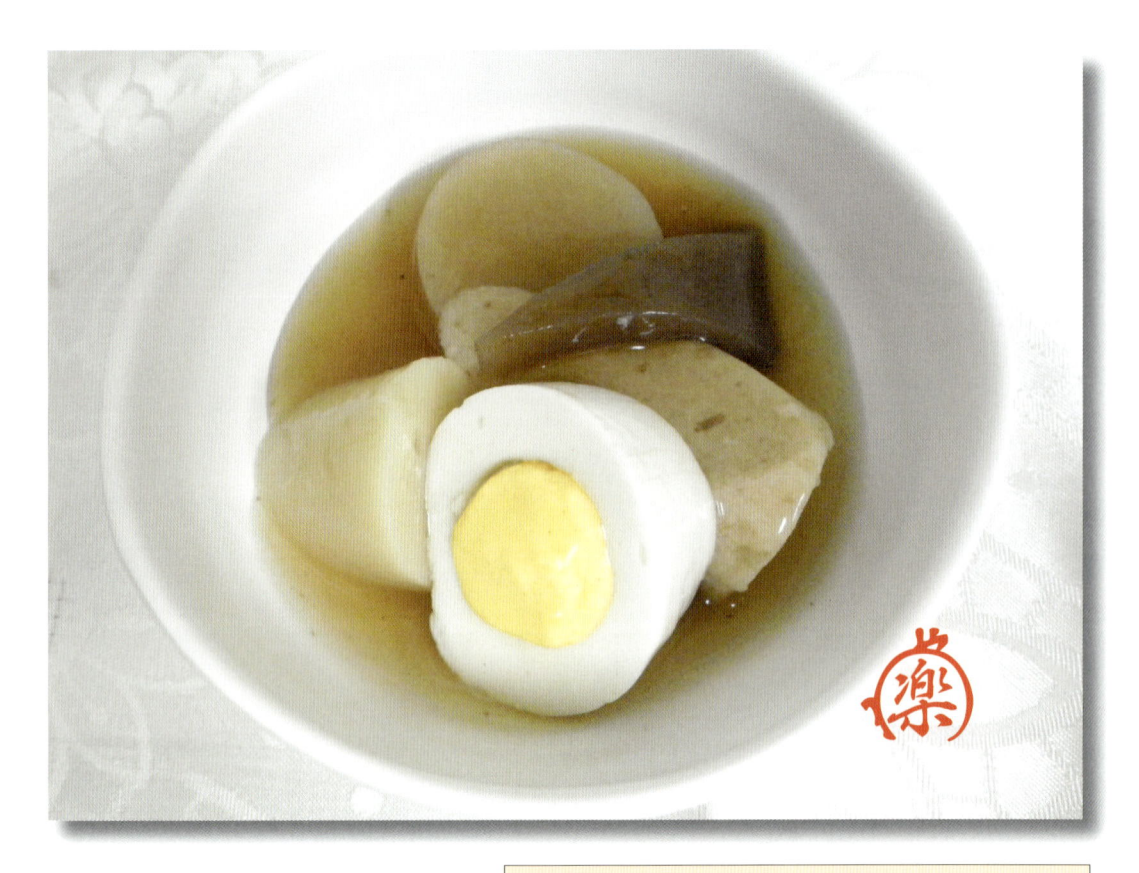

おでん

大根・じゃがいも・ちくわ・こんにゃく・卵の5種類はそれぞれの異なった食感があり、さらに、スプーンでつぶせる硬さ。これがやわ楽である。
上からかけるあんの量でより嚥下困難な方にも対応できる。

材料（1人分）	
卵（ゆで卵）	20g
じゃがいも（煮込み）	30g
こんにゃく（煮込み）	25g
大根（煮込み）	50g
ちくわ（煮込み）	15g

作り方	
卵（白身）	(A) 工程
卵（黄身）	(C) 工程
じゃがいも	(B-2) 工程
こんにゃく	(A) 工程
大根（煮込み）	(A) 工程

＊A工程のかたまるくんは食材＋同量の出し汁の合計の1％量を使用。
＊大根は出し汁を入れない。
＊卵の黄身はC工程

秋・冬そして祭りにも欠かせない献立

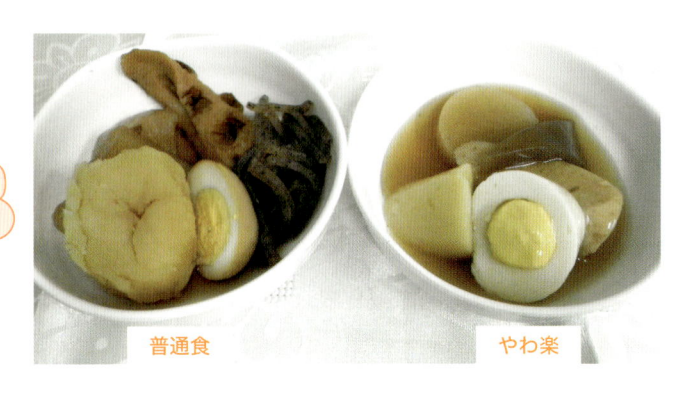

普通食　　やわ楽

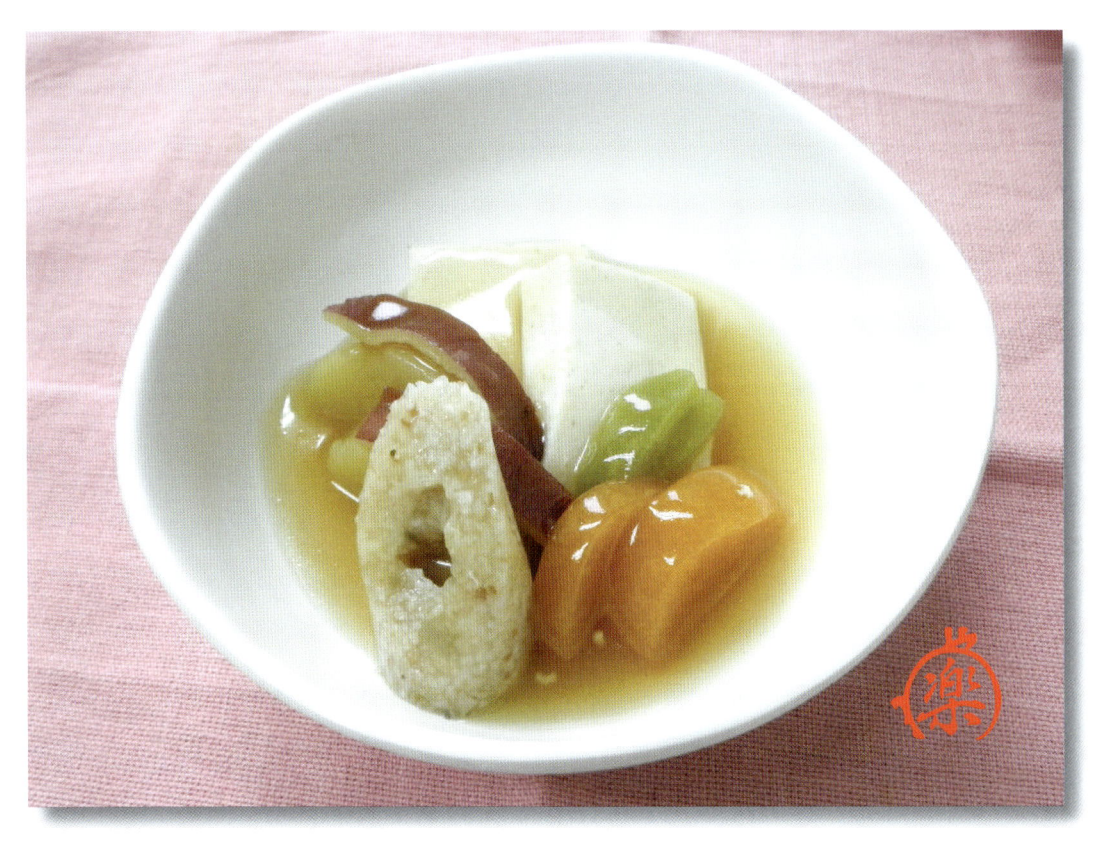

炊き合わせ

材料（1人分）
- 高野豆腐（煮物）　1/4枚
- さつま芋（煮物）　20g
- ちくわ（煮物）　15g
- 人参（煮物）　20g
- インゲン（煮物）　10g
- ＊かたまるくんの分量はおでんを参照

作り方
高野豆腐	(A)	工程
さつま芋	(B-2)	工程
ちくわ	(A)	工程
人参	(A)	工程
インゲン	(A)	工程

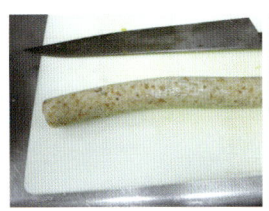

ちくわの太さに成形して、ななめ切りしてから箸で真ん中に穴をあける

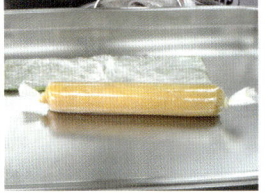

人参の太さにラップで成形

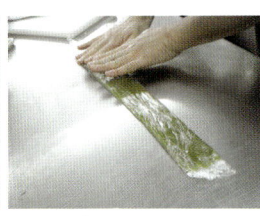

インゲンはラップで平らに成形

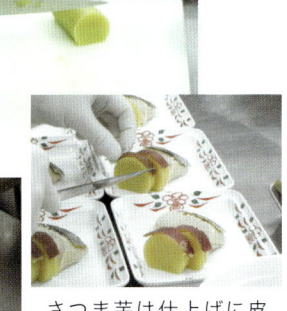

さつま芋は仕上げに皮をのせる

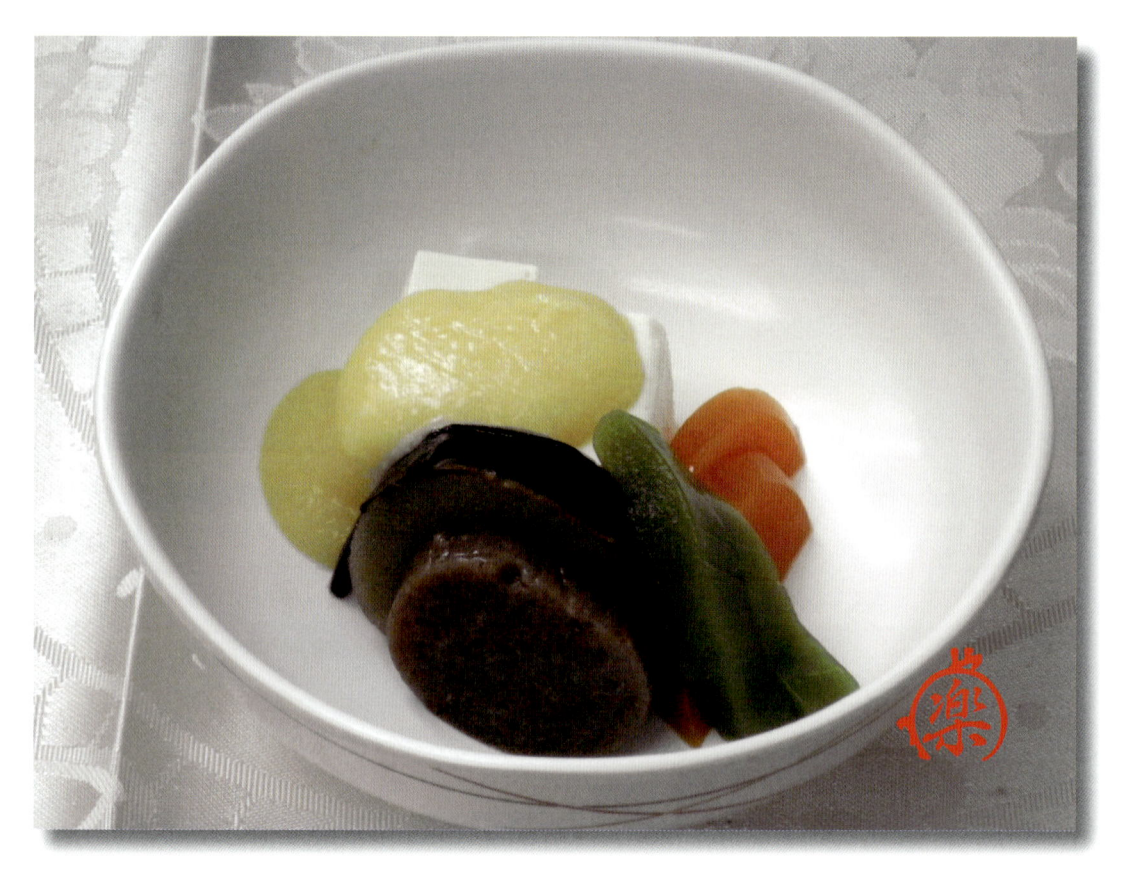

豆腐の柚子味噌かけ

材料（1人分）	
木綿豆腐（蒸したもの）	40g
なす（煮物）	20g
生しいたけ（煮物）	15g
人参（煮物）	10g
インゲン（煮物）	8g
柚子味噌	適量
＊かたまるくんの分量は おでんを参照	

作り方		
木綿豆腐	(A)	工程
なす	(A)	工程
生しいたけ	(A)	工程
人参	(A)	工程
インゲン	(A)	工程

豆腐・なす・人参・インゲン・生しいたけ　手作りのゆずみそをかけて、なすの皮はさっと素揚げして色出しをしたあと、湯をかけてやわらくする。

やわ楽が出来るまでの食事

ぱらぱら・べとべと からさよなら！

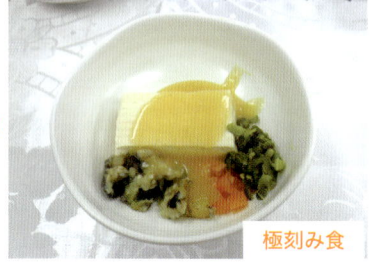

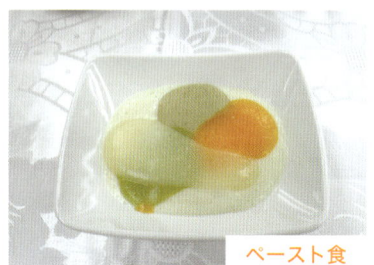

極刻み食

ペースト食

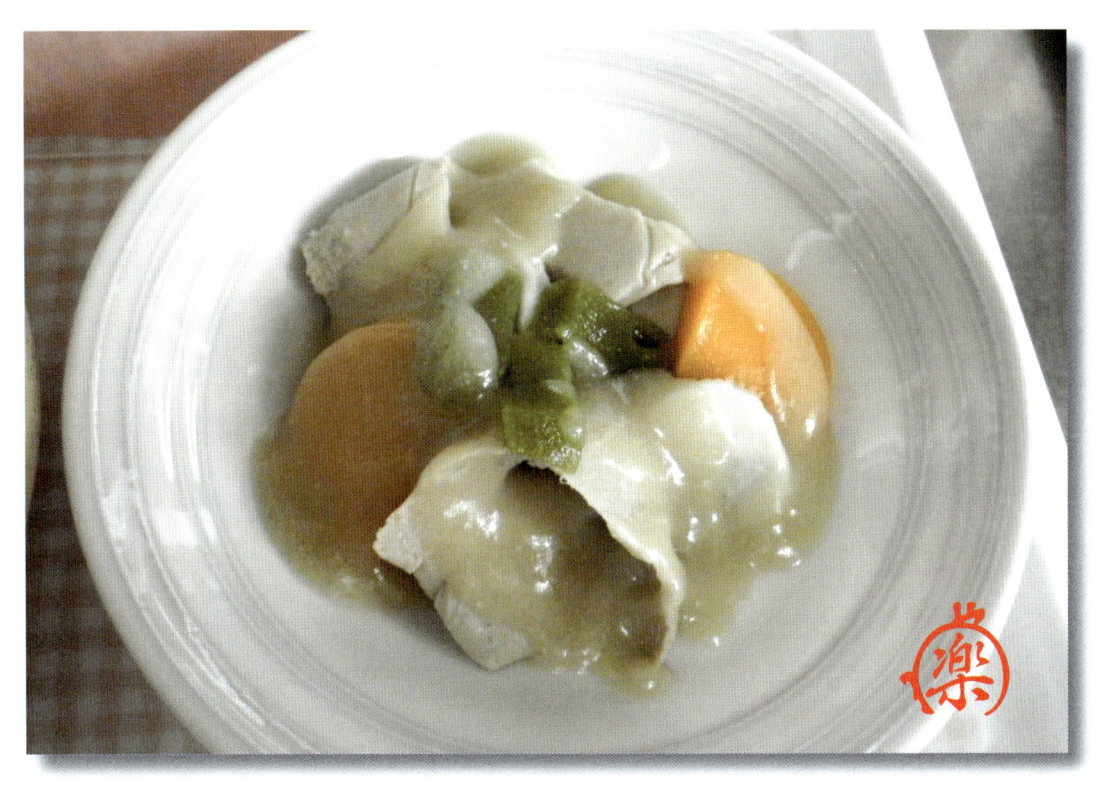

豚肉の胡麻味噌煮

材料（1人分）	
豚肉（ごま味噌煮）	25g
里芋（ごま味噌煮）	20g
大根（ゴマ味噌煮）	30g
人参（煮物）	10g
インゲン（煮物）	8g
ごま味噌煮の調味料（普通食1人分）	
練りごま	4g
味噌	10g
酒	5cc
みりん	1cc
濃口醤油	2.5cc
砂糖	2g

＊かたまるくんの分量はおでんを参照

作り方		
豚肉	(A)	工程
里芋	(B-2)	工程
大根	(A)	工程
人参	(A)	工程
インゲン	(A)	工程

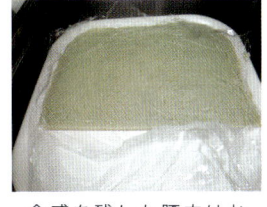

食感を残した豚肉はお盆に広げておく

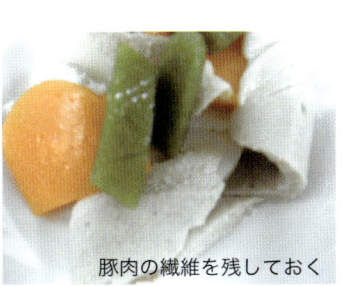

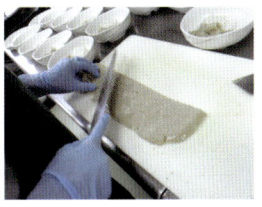

豚肉の繊維を残しておく

7～8cm巾に切り、斜め削ぎ切りして、薄切り肉の感じを出す。

胡麻味噌あんをかけることで嚥下力の低下している方も食べやすくなる。

卵献立

ゆで卵を使って
だし巻き卵
オムレツ
茶碗蒸し

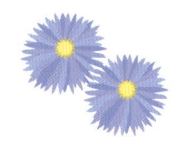

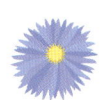

卵は色が綺麗で、何に使っても映える食材である。主役にも脇役にもなって重宝する。
ゆで卵、だし巻き、オムレツ、茶碗蒸しと多くのかたに好まれる献立である。だからこそ、見た目にも普通食に見えるように、食べても美味しい卵料理を目指した。

茹で卵を使って

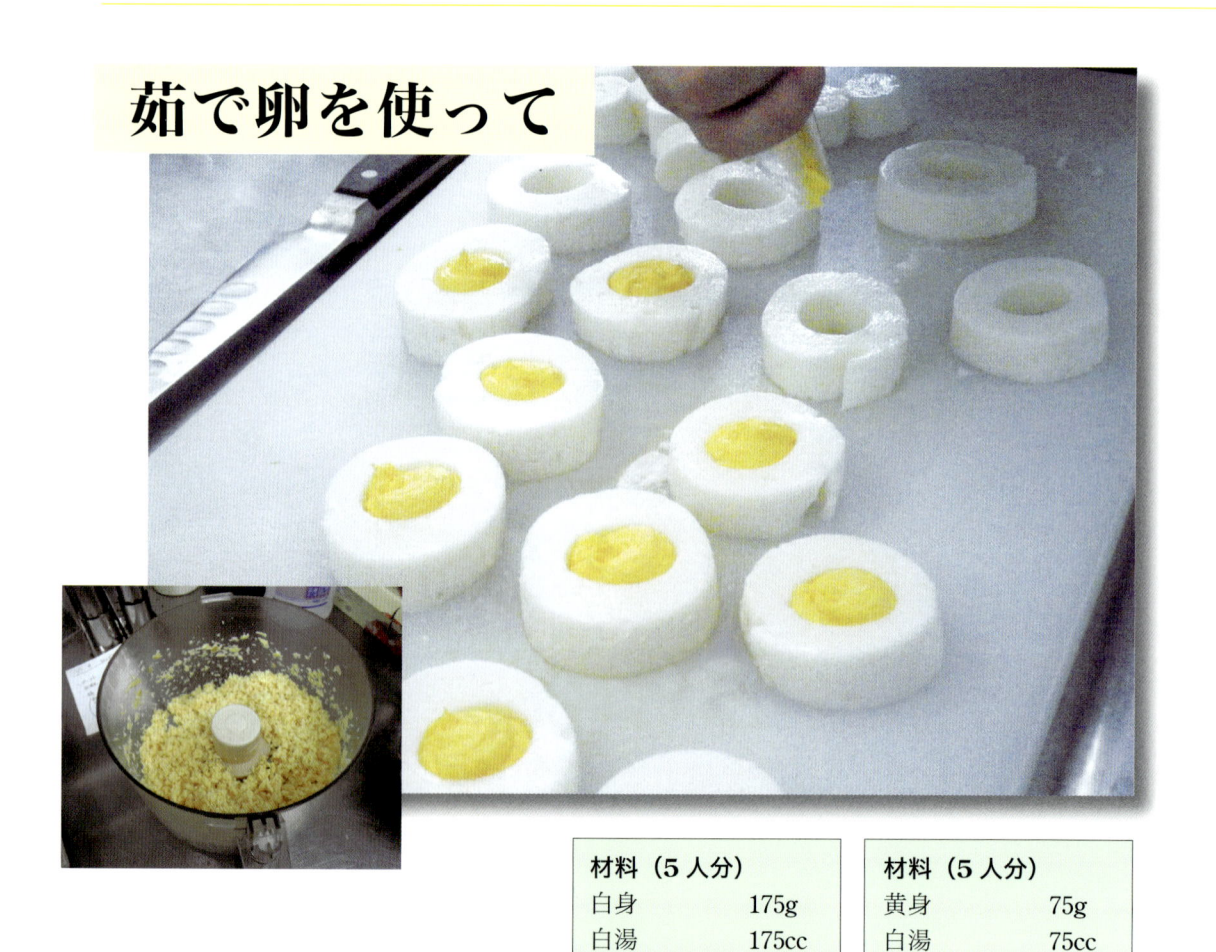

材料（5人分）	
白身	175g
白湯	175cc
かたまるくん	2.8g

材料（5人分）	
黄身	75g
白湯	75cc
ミキサーゲル	1.5g

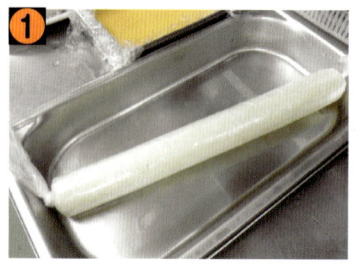

❶ ゆで卵の白身だけ
（A）工程で成形

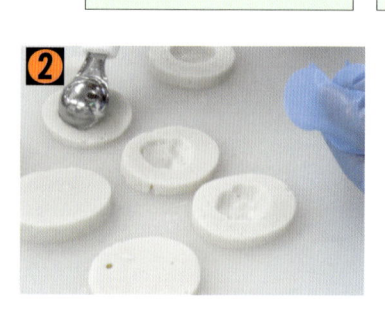

❷ 1.5cm厚さの輪切りにしてくぼみをつけ、黄身を入れる

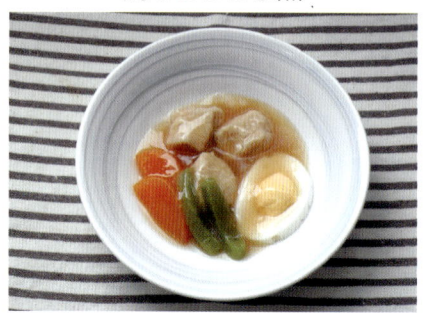

鶏のさっぱり煮

おでん

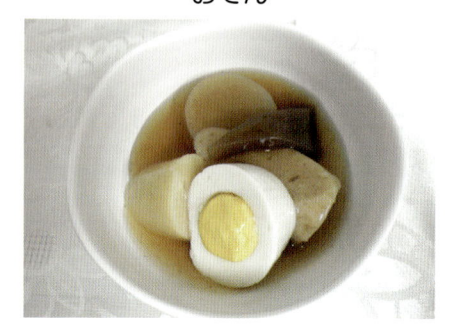

卵献立

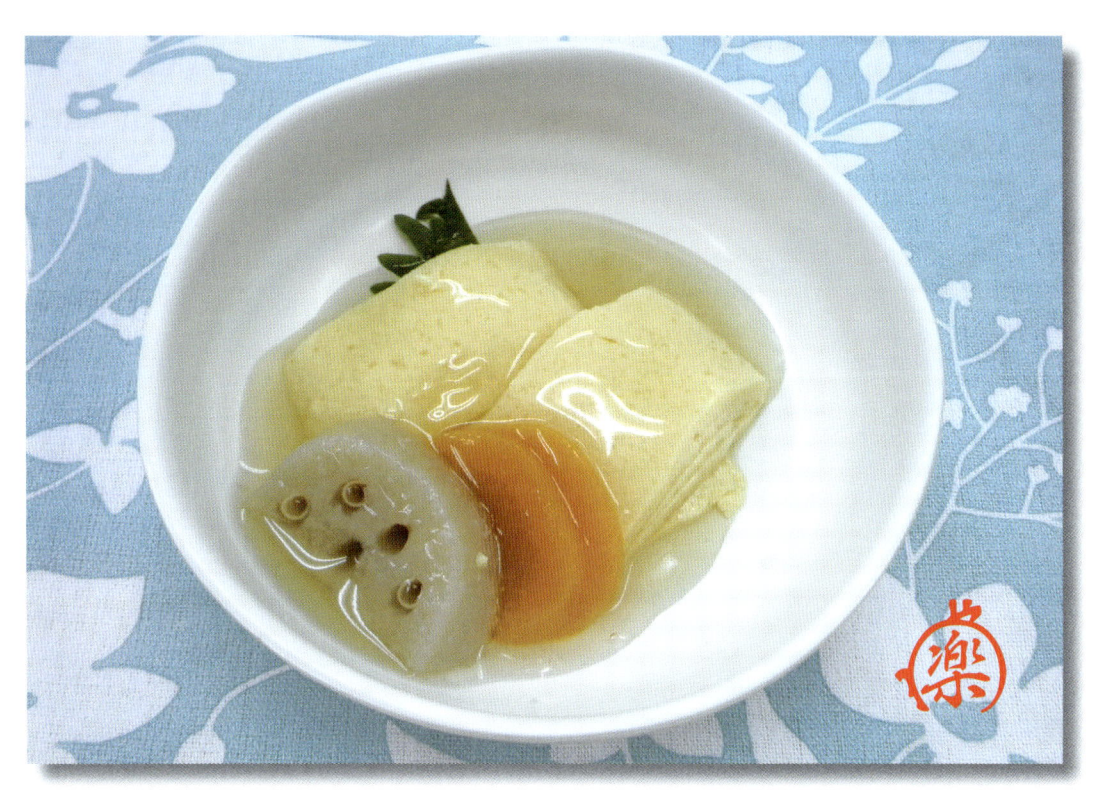

だし巻き卵

材料（5人分）
卵（炒り卵）　200g
だし汁　　　　200cc
かたまるくん　3.2g
添え：人参・レンコン

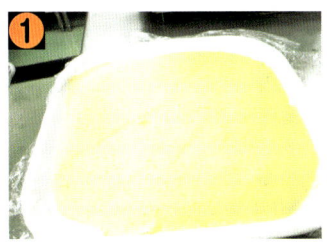

① （A）工程でかたまるくんと合わせ、加熱した卵はラップを敷いた盆の上に薄く広げる

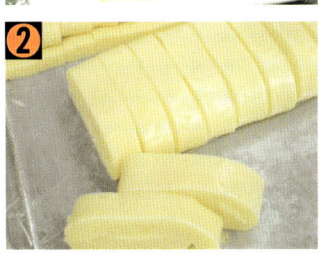

② 端から巻き寿司のように巻いて、1.5〜2cmの巾に切る。

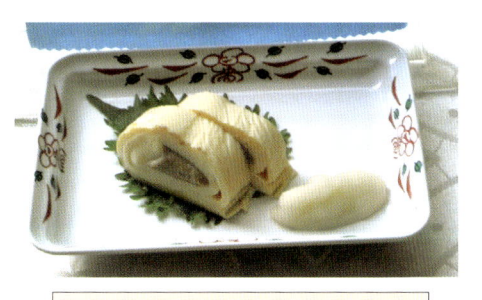

巻くときにやわ楽の鰻を入れれば、「うまき」に

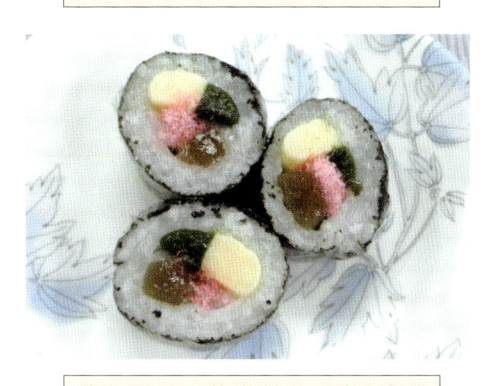

巻かないで、棒状に切って巻き寿司の芯にする

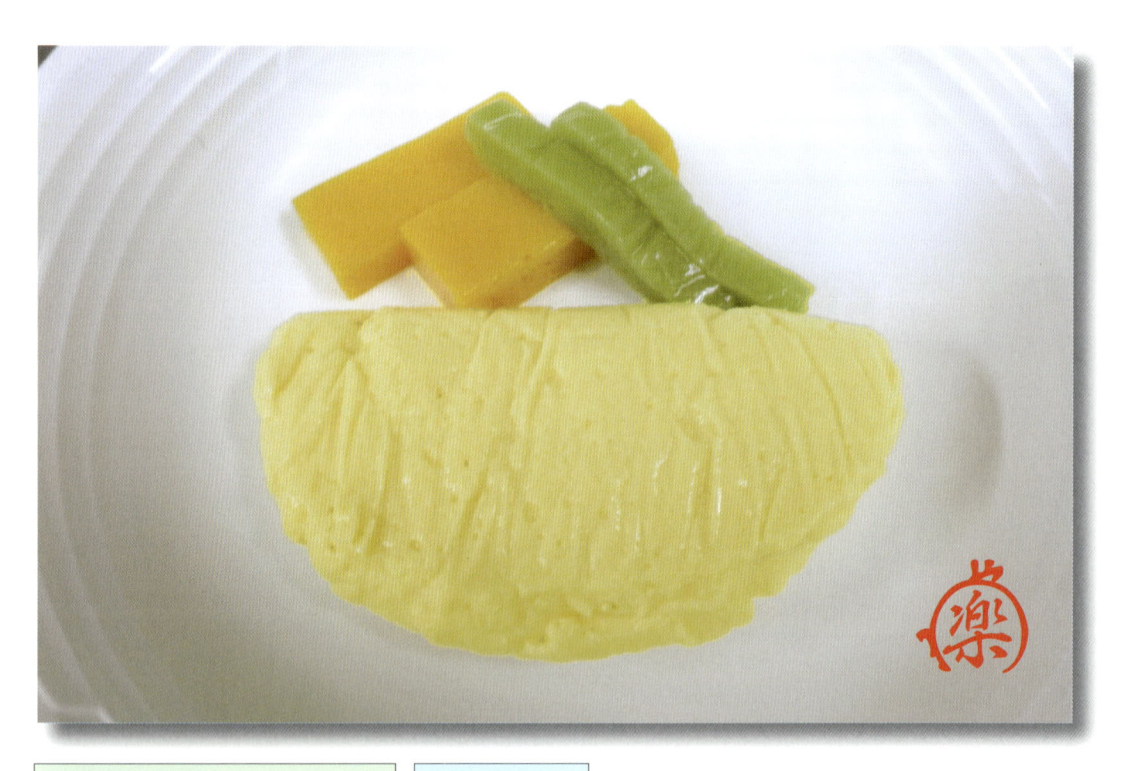

オムレツ

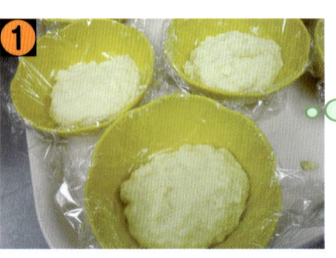

材料（5人分）	
炒り卵	200g
コンソメスープ	200cc
ミキサーゲル	3.2g

作り方
（C）工程

① 炒り卵・コンソメスープをともにミキサーにかけ、ミキサーゲルを入れ、さらに撹拌。
ラップを敷いた器にふんわりと入れる

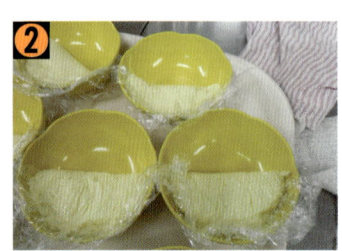

② 少し安定したら、ラップの端を持って、半分に重ねる

> この献立は、ふんわり仕上げたいので、ゲル化剤はミキサーゲルを使用。
> （C）工程の応用

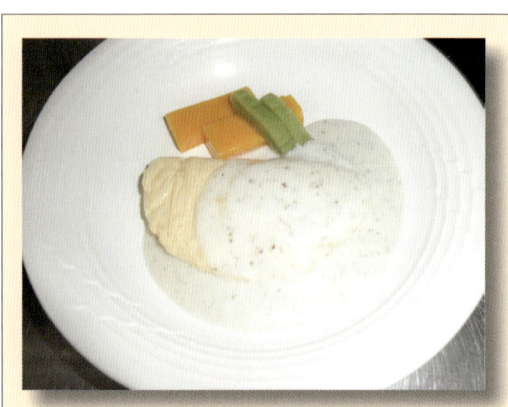

人参グラッセ・インゲンのやわ楽を添えて。ホワイトソース（きのこ入り）をかければ、おしゃれな一品に。

茶碗蒸し

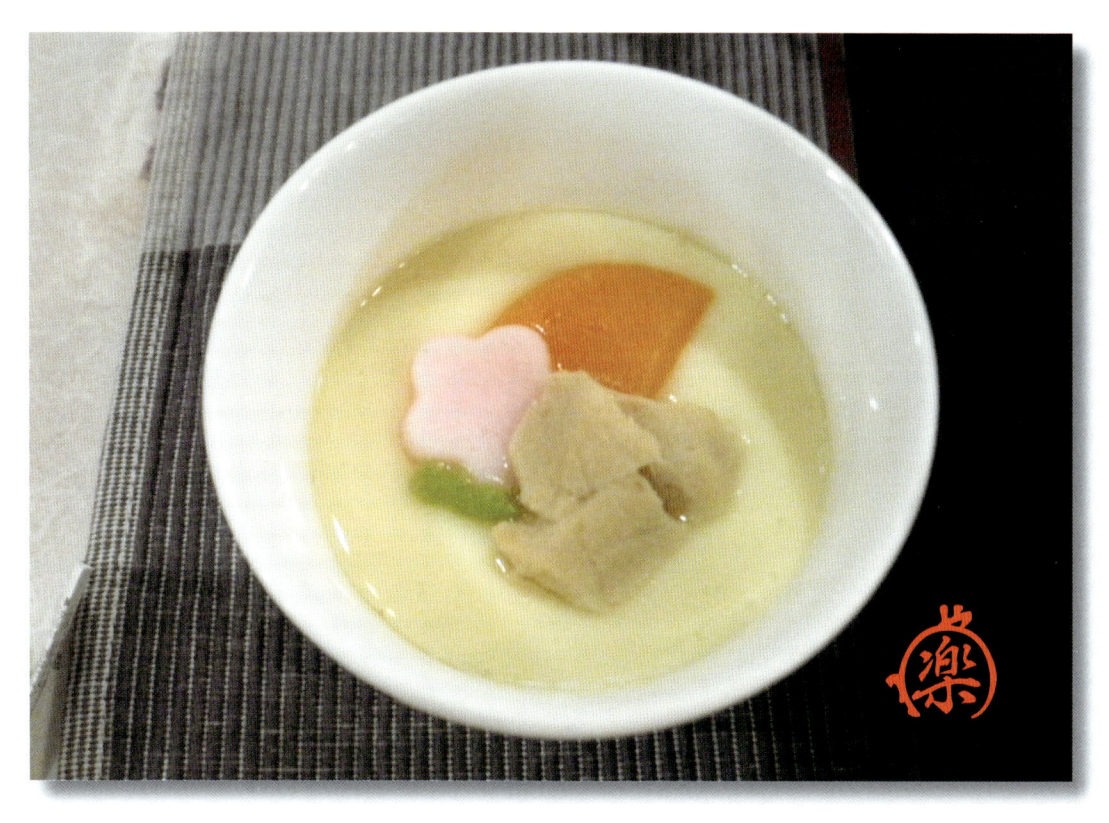

<作り方>

1. 具無しの茶碗蒸しを作る。
2. 煮た鶏肉、かまぼこ、人参、みつばは (A) 工程。
3. かまぼこは季節に合わせ、桜・もみじ・梅などの型で抜き、飾る。

＊茶碗蒸しは食事の途中から、だし汁が出てくるので、嚥下の困難なかたには、あんかけ茶碗蒸しにする。

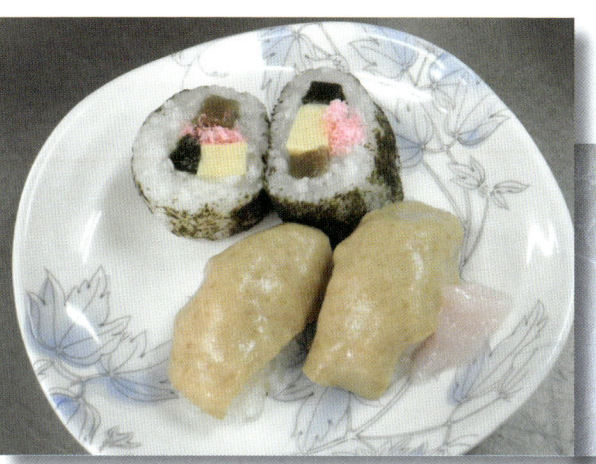

お寿司と茶碗蒸しの組み合わせは一番人気の献立。嚥下の困難なかたにも、祝祭日の献立を楽しんでいただける。

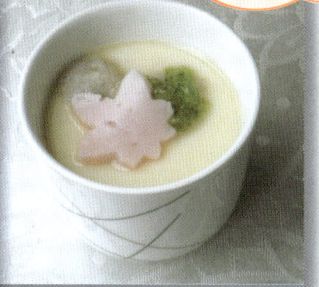

果物

洋ナシ缶
黄桃缶
パイン缶
スイカ

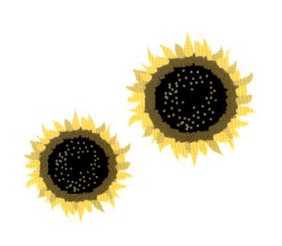

果物もいつもペースト状での提供で、色から「パインかな？」と思うだけだったが、普通食の方とほぼ同じ形での提供をするようになってから、義歯の修理中の方も喜んで食べていただけるようになった。

バナナはそのままで提供し、スプーンでゆっくりと、押して、柔らかくすれば、食べられるようになった。どろどろにするよりは、ずっとバナナらしく、美味しい。

美味しいものは口が動いてくれる。

果　物

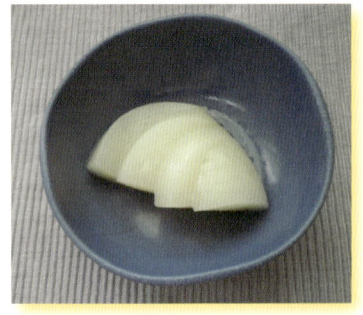

洋ナシ缶

パインはパイン缶らしく、黄桃缶は黄桃らしく成形することが大切

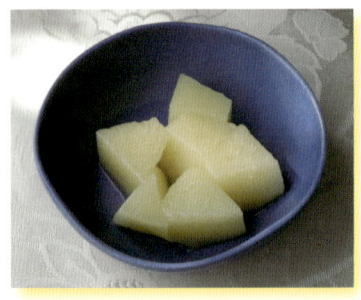

黄桃缶

パイン缶

パイン缶・スイカは普通のバットに流して、仕上げは普通食と同じようにカットする

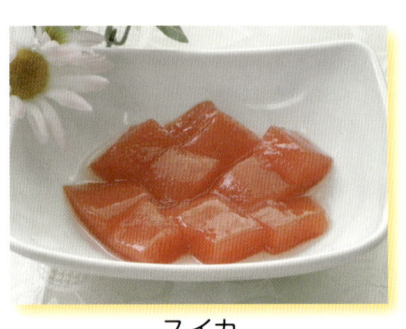

スイカ

黄桃缶・パイン缶は思った以上に固くて普通食の方でも義歯がうまく合っていなかったりすると食べにくい食材であったが、今では、みんなに喜んで食べていただけるようになった

作り方（黄桃缶）

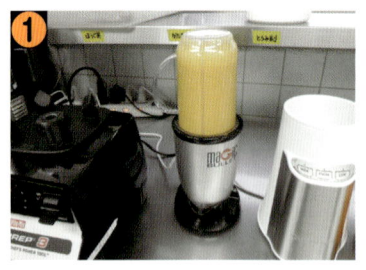

❶ 桃缶と同量の缶詰シロップ、総重量の1％のかたまるくんをを入れて撹拌し、鍋に移し、60度以上に加熱する

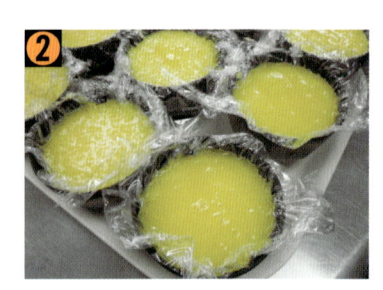

❷ 小さめの汁椀にラップを敷いて、①を流し入れ、40度以下に冷却

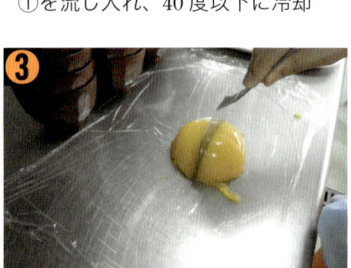

❸ ②が安定したらお椀から出しカットする

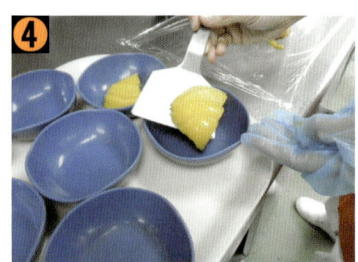

❹ 包丁でなくフライ返しのようなものでカットして、そのまま器に入れていく

おやつ

おはぎ
ロールケーキ
スワンシュー
栗きんとん
浮島（風）
チョコレートファウンテン
カスタードプリン
パンケーキ

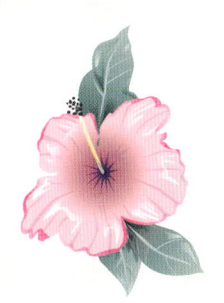

少し食感のある食事をお出しするようになってから、おやつにも変化があった。

やわ楽提供前までは、ゼリー類・ヨーグルト・水ようかんといったおやつだけだったが、おはぎ（やわ楽粥を使った）・生クリームが多めのケーキ類・皮の柔らかいまんじゅうなどが食べられるようになり、嚥下のリハビリが出来たようである。

それから、やっぱり甘いおやつは口に美味しく、「食べたい」気持ちが強く働いたと思われる。

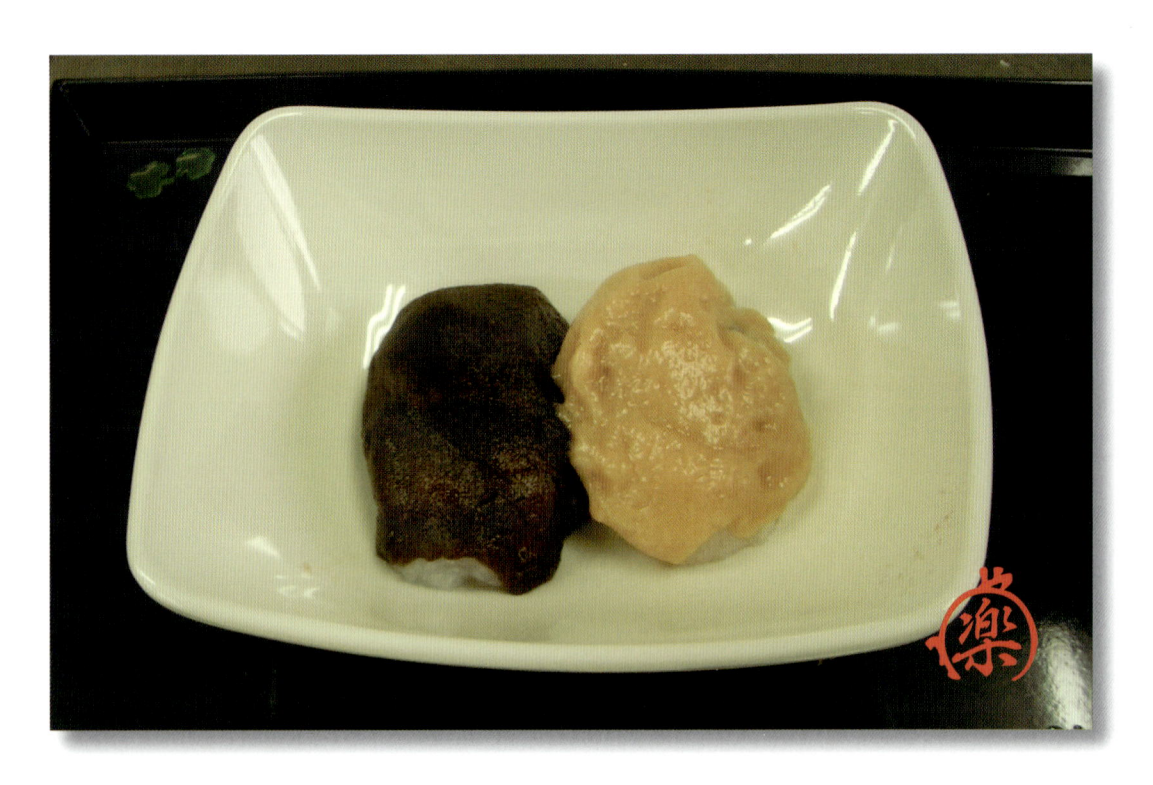

おはぎ

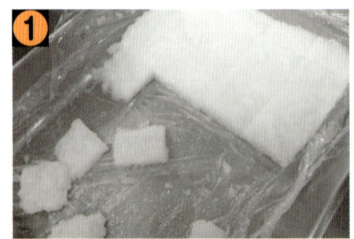

やわ楽粥
かたまるくん多め

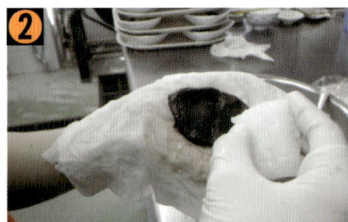

普通のおはぎと同じ作り方

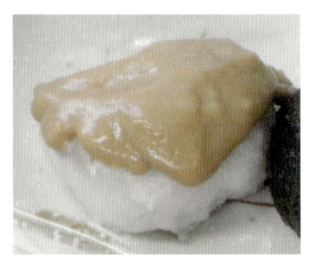

きれいにかけるポイント
　ミキサーにきなことミキサーゲルを入れて撹拌した後、少し、トロッとしている時に手早くやわ楽粥の上にかける。
そのまま、おいておくときなこが固まった状態になり、表面がきれいにならない、

きなこのおはぎは、あんをやわ楽粥で包み
ミキサーゲルでぽったりとしあげたきなこあん（砂糖入り）をかける

おやつ

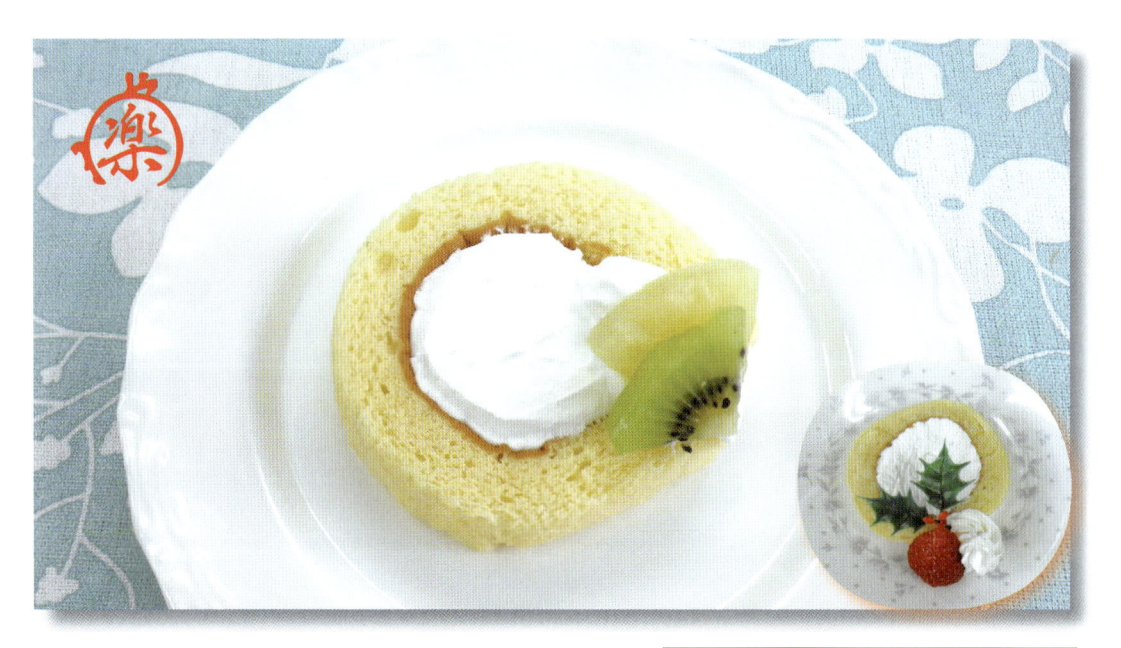

ロールケーキ

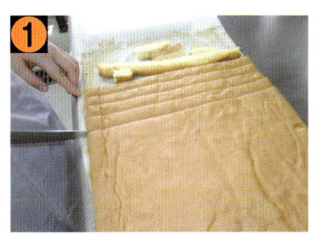

① ホテルパンでスポンジケーキを焼き、1.5cm巾に細く切る。

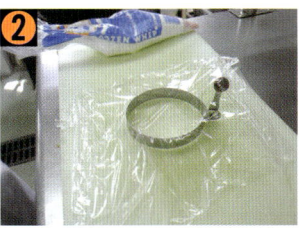

② 目玉焼きリングにラップを被せる

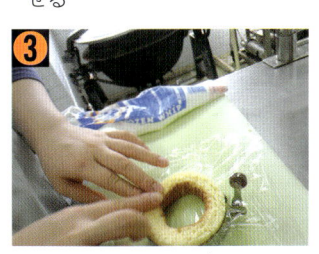

③ ラップの上からスポンジケーキをはめ込む

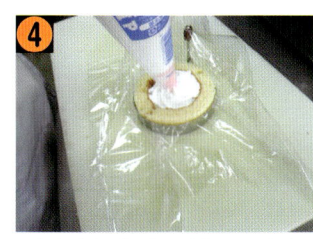

④ 真ん中にホイップクリームを絞り込む

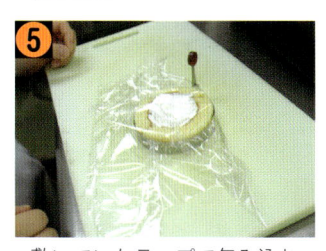

⑤ 敷いていたラップで包み込む

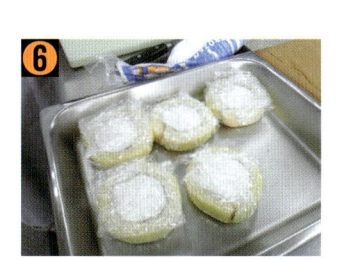

⑥ しばらく冷蔵庫で落ち着かせ、ラップを外して、仕上げる

＊シロップを塗って、しっとりとさせる

＊「やわ楽」食の方には、シロップを多めに塗って、よりしっとりとさせる。
飾りの果物（いちご、キウィはそのままで、パイン、黄桃缶はやわ楽のものを飾る）

材料（ホテルパン1枚分）
＜スポンジケーキ＞
卵	8個
砂糖	200g
小麦粉	200g
無塩バター	40g
バニラエッセンス	少々

＜シロップ＞
熱湯	100cc
砂糖	80g
ラム酒	15cc

＜仕上げ用＞
生クリーム	400cc
砂糖	30g
ラム酒	15cc

（＊ラム酒がなければ、バニラエッセンスでも）
好みで果物・季節の飾り物

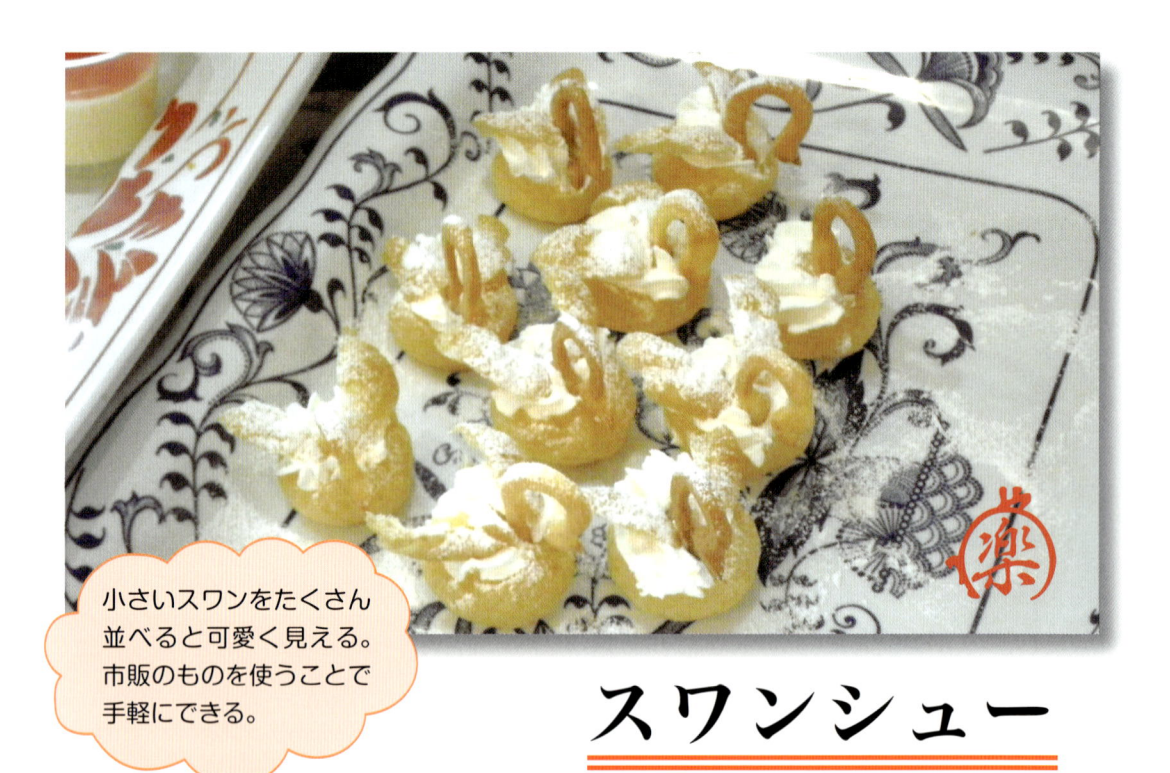

小さいスワンをたくさん並べると可愛く見える。市販のものを使うことで手軽にできる。

スワンシュー

「やわ楽」食の方にも提供できる。クリームをいっぱい絞ると大丈夫

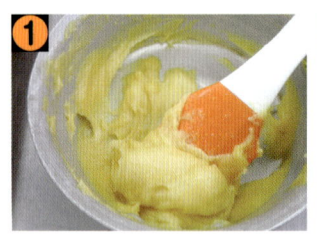

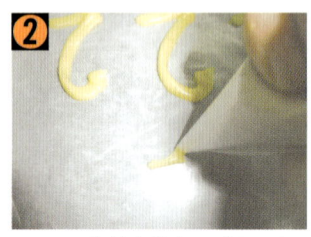

❶ シュー生地を作る

❷ シュー生地を数字の「2」を反対から書くように絞る

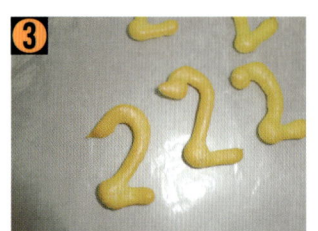

❸ 180度で10分焼く

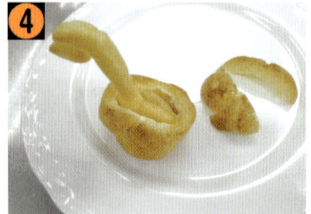

❹ 市販のプチシューの上から1/3のところで切り取り、③の首をさす。切り取った1/3は縦半分にきっておく。

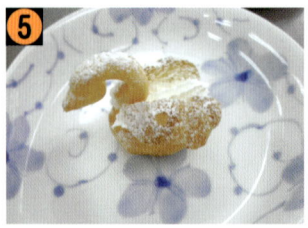

❺ ホイップクリームを絞り出し。縦半分に切った羽をくっつける

❻ 粉砂糖を振って、仕上げる

材料	
市販のプチシュー	1袋
ホイップクリーム	1箱
粉砂糖	少々
＜首用＞	
無塩バター	20g
水	50cc
小麦粉	30g

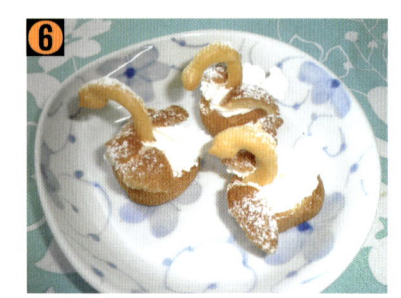

おやつ

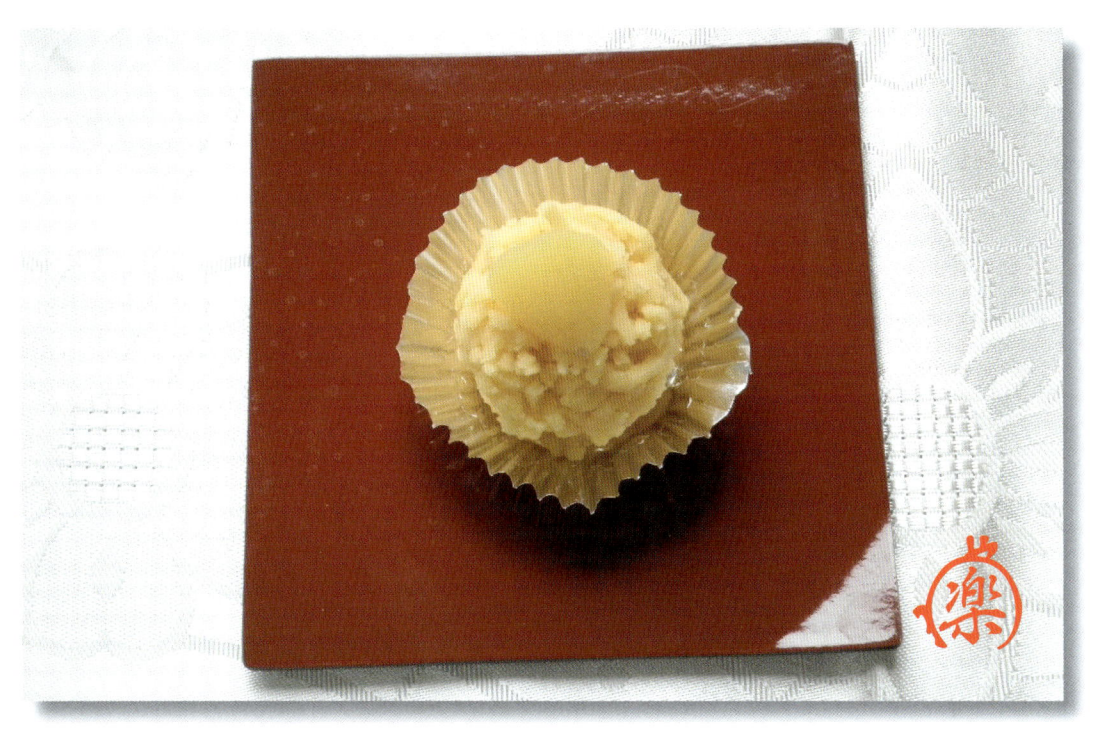

栗きんとん

やわ楽の方にはあん玉のなかの栗は裏ごししておく

材料（5個分）
あん玉　白あん　　　　　　50g
　　　　栗甘露煮　　　　　25g

黄身あん　白あん　　　　　150g
　　　　　ゆで卵の黄身　　2個
　　　　　塩　　　　　　　少々

飾り　栗甘露煮　　　　2 1/2粒

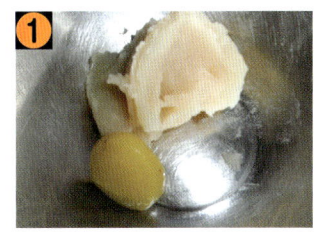

① 白あんに栗甘露煮を刻んで入れて、まるめておく

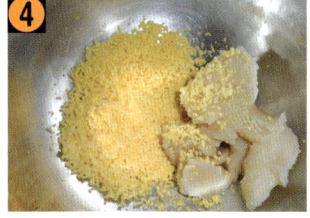

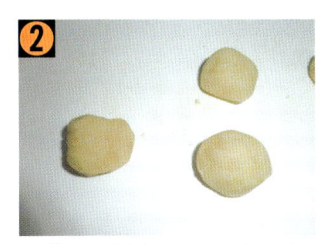

② 1個15g程度のあん玉をつくっておく

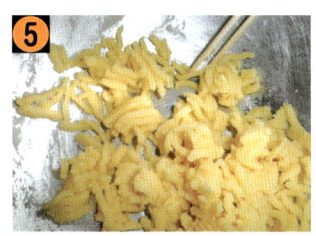

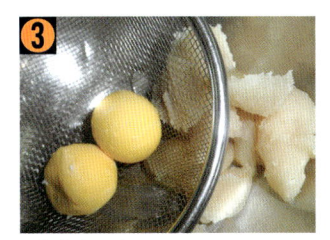

③ 黄身あんをつくる
白あんにゆで卵の黄身だけを裏ごしして入れる

④ 塩少々を入れてよく混ぜ合わせる

⑤ 粗めのザルでこしておく

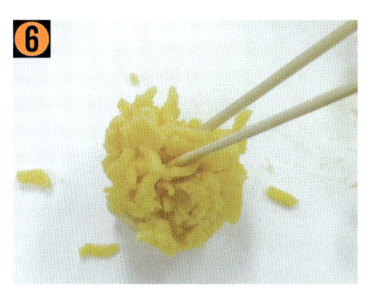

⑥ ②のあん玉のまわりに⑤の黄身あんを竹串でくっつけていく。
最後に上に栗の甘露煮を飾る

浮島（風）

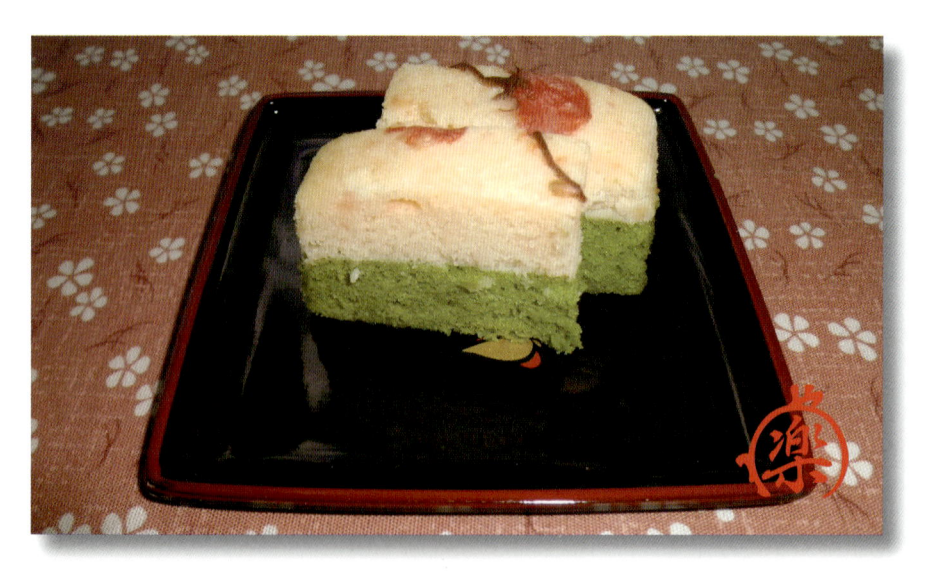

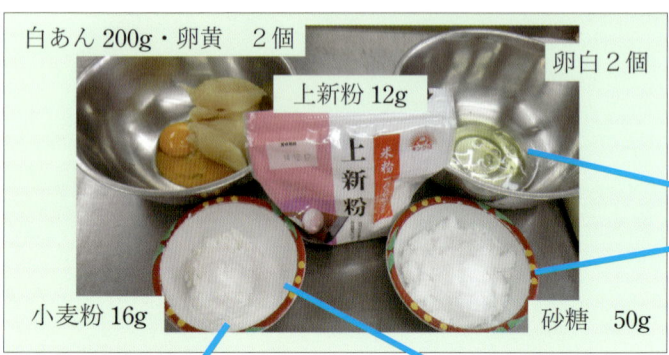

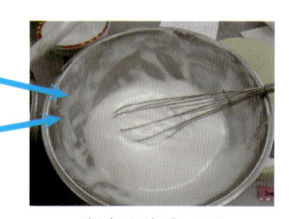

白あん200g・卵黄　2個　　　卵白2個
上新粉 12g
小麦粉 16g　　　　　　　　砂糖　50g

1/2量に分ける

卵白を泡立てる
（抹茶生地と桜生地に藩領ずつ入れる）

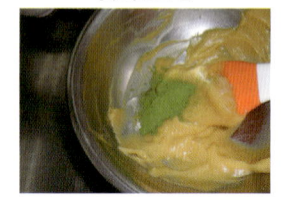

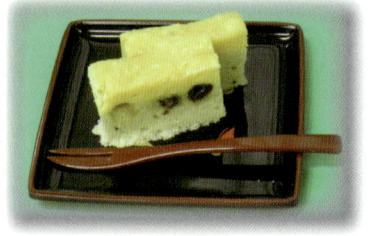

抹茶生地
1. 白あん＋卵黄の生地に抹茶を入れる
2. 卵白の泡立てたものを入れよく混ぜる
3. 小麦粉・上新粉を振るったものをいれ、さっくりとまぜ、流し缶に流し入れる

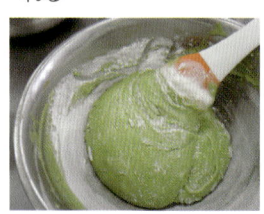

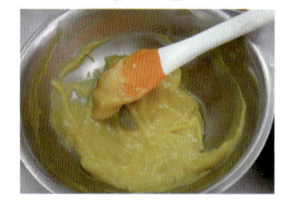

桜生地
1. 白あん＋卵黄の生地にうめびしおを入れる
2. 卵白の泡立てたものを入れよく混ぜる
3. 小麦粉・上新粉を振るったものをいれ、さっくりとまぜ、抹茶生地の上に流し缶に流し入れる

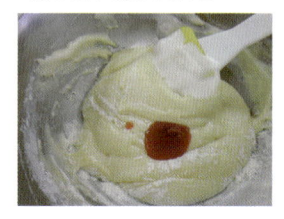

秋、冬向き

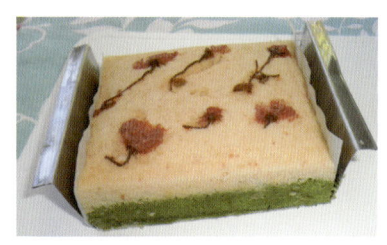

仕上げ
生地を流した上に桜の花（十分に塩出ししたもの）をのせて蒸し上げる
25分〜30分

おやつ

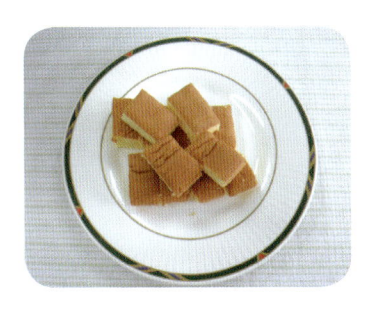

カステラ

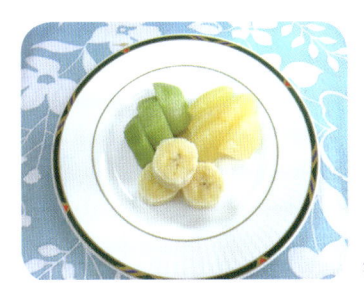

果物いろいろ

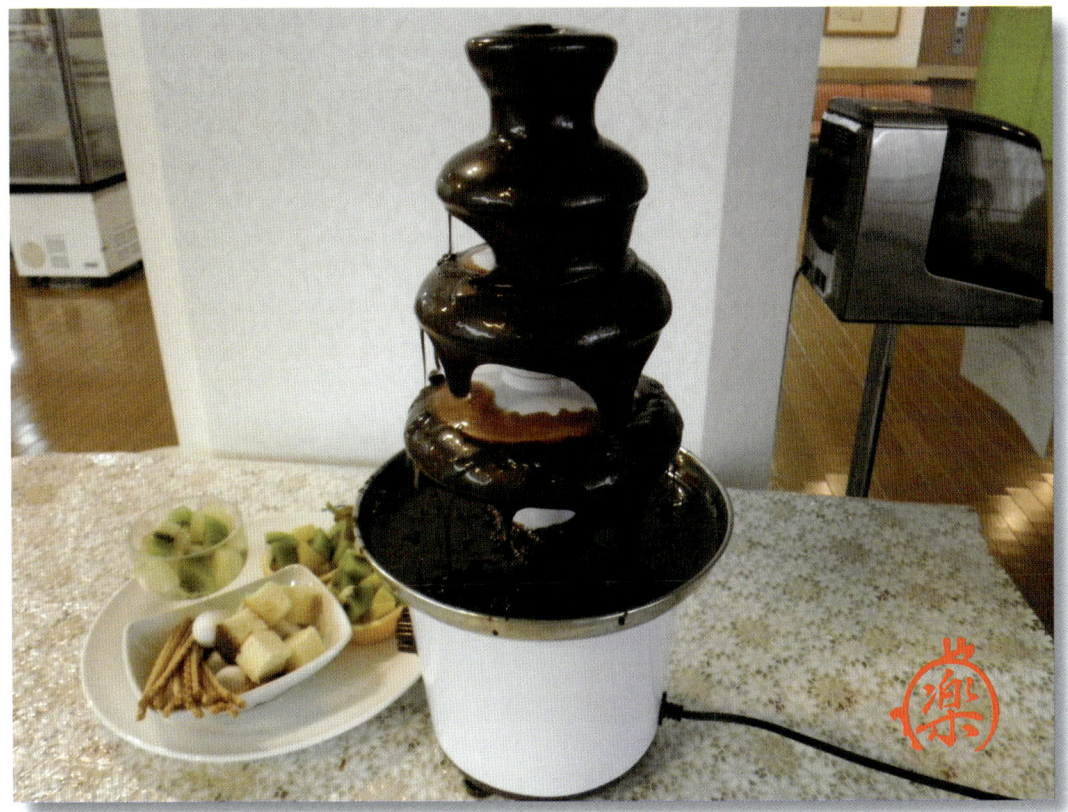

チョコレートファウンテン

材料
板チョコレート　4枚（220g）
牛乳　　　　　　110cc

「やわ楽」食の方には
・カステラはシロップ（または牛乳）で柔らかくしておく
・マシュマロは電子レンジを少しかけて、柔らかくしておく
・バナナは少しつぶしておく

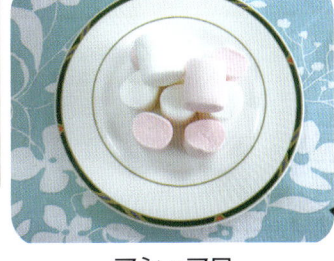

マシュマロ

＜作り方＞
① 鍋に牛乳を入れて、温める
② ①に刻んだチョコレートをいれ、焦がさないように溶かす。
③ ファウンテンの機械に②のチョコレートをセットする
④ 好きなものにチョコレートをつける

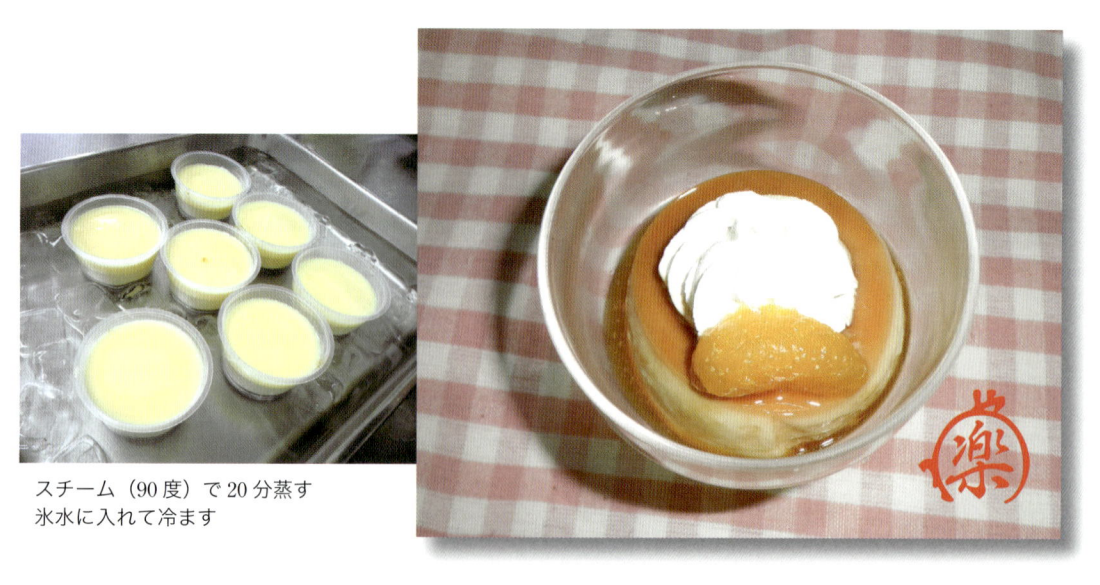

スチーム（90度）で20分蒸す
氷水に入れて冷ます

カスタードプリン

材料（小カップ10個分）
カラメルソース
　　砂糖　30g　水 15cc+15cc
プリン
　　卵　　　　　3個
　　牛乳　　　　500cc
　　砂糖　　　　60g
　　バニラエッセンス　少々

<作り方>
1. 厚手の鍋に砂糖、水15ccを入れ、煮詰め、焦がしたら火からおろし、残りの水15ccを入れ、カラメルソースを作る
2. 鍋に牛乳と砂糖を入れ、沸騰しないように温める。
3. ボールに卵をわり、溶きほぐしておき、粗熱のとれた、②の牛乳を入れて、ざるでこしておく。
4. プリンカップにカラメルソースをいれ、③のプリン液を流し入れて、蒸す。

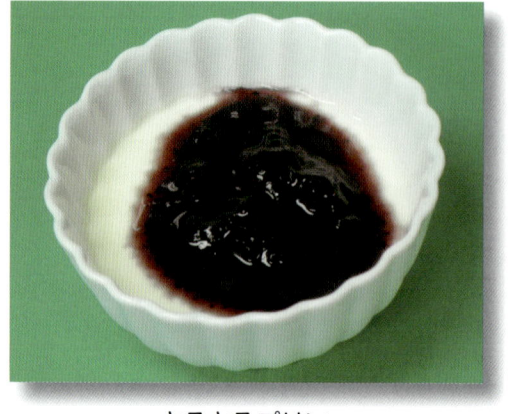

とろとろプリン
〜ブルーベリーソースかけ〜

材料（小カップ4〜5個分）
卵　　　　　　　　　　50g
牛乳　　　　　　　　　150cc
生クリーム　　　　　　100cc
砂糖　　　　　　　　　40g
バニラエッセンス　　　少々
<ブルーベリーソース>
ブルーベリー（冷凍でも）50g
赤ワイン＋水　　　　　50cc
砂糖　　　　　　　　　5g
コーンスターチ（片栗粉）

おやつ

パンケーキ

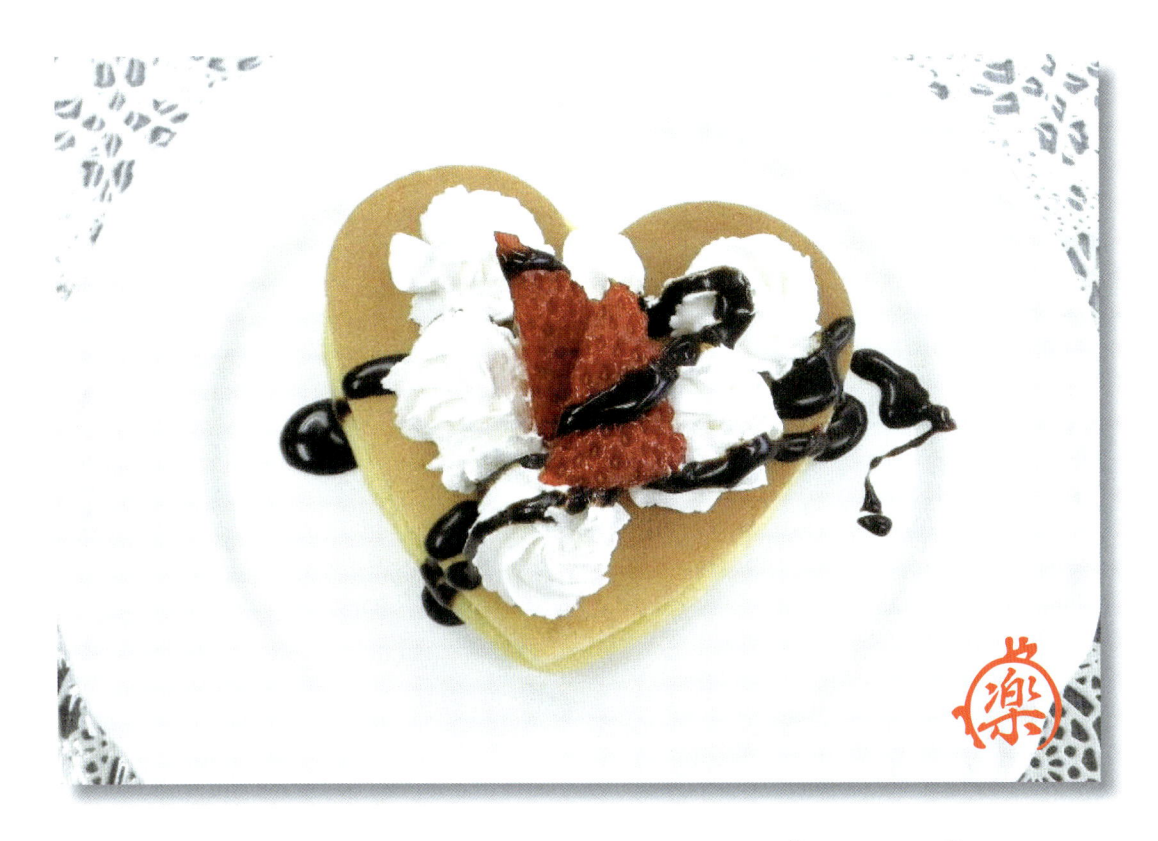

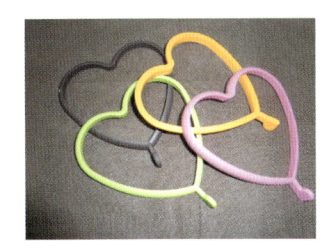

4個で100円の
シリコンの型使用

「やわ楽」食の方には
　シロップを塗って、しっとりとさせておき、生クリームを多めに絞り、同じように提供出来る

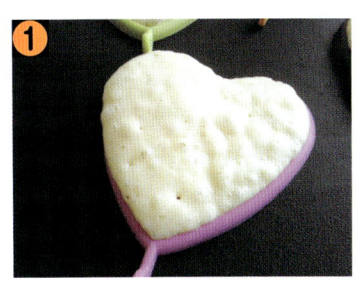

❶ 市販のホットケーキミックスを使用。生地がぶくぶくしてきたらひっくり返す

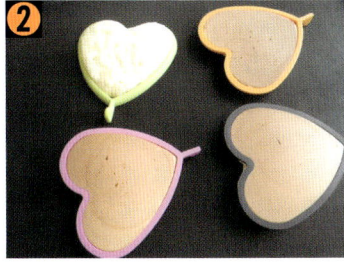

❷ 火が通れば、生地が型から離れてくる。

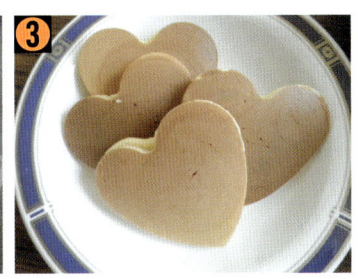

❸ 焼き上がったら、粗熱をとって、生クリーム、果物、チョコレートソースをかける

経口移行

胃ろうを造設されて施設に戻ってこられた方の「すいか、お好み焼きが食べたい」という訴えにつき動かされ、形のあるやわらか食の研究、開発がはじまり、フィオーレ南海オリジナルのやわらか食「やわ楽」ができた。

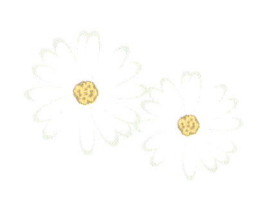

嚥下の困難な方でなくても、突然の熱発などで病院で受診すると、脱水や、肺炎と診断されて入院。回復するまでは、ベッド上での点滴やミキサー食となり、だんだんに食欲不良となる。そして「胃ろう」造設されて、戻ってこられることがある。戻られてからもディルームでは活気もなく、食事されている方の横で車椅子に座りながらの濃厚流動食の注入となる。

しかし、そんな日が何日か続くと、「私のご飯は？」と言われるようになり、摂食機能をきちんと評価（水飲みテスト等）した上で、経口移行へと進めていく。このやわ楽はこのように、嚥下に特に問題がないと言われる方、食べることを少し忘れかけた方には、最適な食事である。昼食の半量から始めて、昼食1食分・朝食と少しずつ増やしていく。

今は、このような方が病院から退院されてくると、経口移行の計画が職員の間から、すぐに持ち上がり、「いつからはじめる？」と口から食べることへの支援を進めていくのが当然のようになっている。

＊摂食機能評価が

<1> 朝・昼・夕3回の注入食はそのまま継続しながら、
昼食時に少しずつ提供

最初はスプーン一杯から

絶対に無理しない！

本人の食べたい気持ちを大切にする

① やわ楽粥半量と果物（やわ楽）＋お茶ゼリー

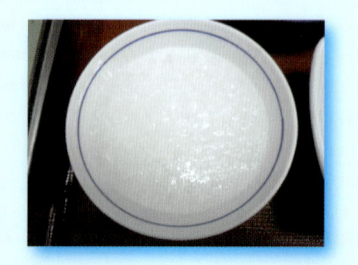

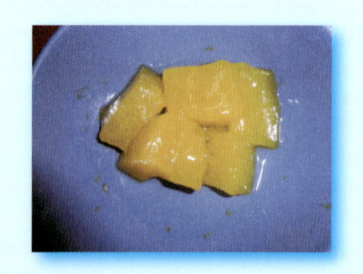

スムーズに食べられる
むせがないなどの評価が得られれば次に進む

② やわ楽粥半量と果物（やわ楽）＋お茶ゼリー
　　メイン（やわ楽）半量追加

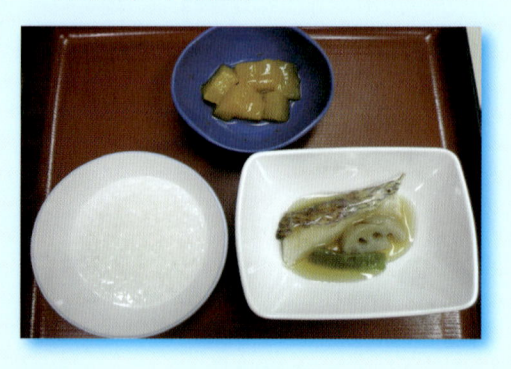

昼食時に提供

スムーズに食べられる
むせがないなどの評価が得られれば次に進む

できてからの食事

<2> 朝・夕2回の注入食はそのまま継続しながら、
昼食の提供

③ やわ楽粥半量と果物（やわ楽）
　　＋お茶ゼリー
　　　メイン（やわ楽）半量
　　　＋栄養補助食品追加

スムーズに食べられる
むせがないなどの評価が得られれば次に進む

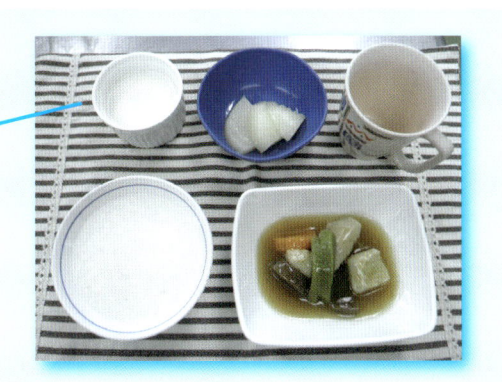

④ やわ楽食全量
　　粥、メイン、小鉢、果物、汁物、
　　お茶など全て全量提供

スムーズに食べられる
むせがないなどの評価が得られれば次に進む

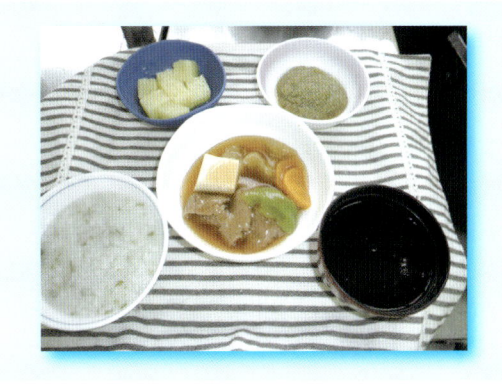

<3> 夕のみ注入食はそのまま継続しながら
朝・昼はやわ楽食（全量）の提供

スムーズに食べられる
むせがないなどの評価が得られれば次に進む

<4> 注入食なし（朝・昼・夕食の提供）
やわ楽での提供

スムーズに食べられる
むせがないなどの評価が得られれば次に進む

やわ楽から普通食への変更

参考1：使用ゲル化剤・使用機器

栄養成分 （100g 中）	かたまるくん	ミキサーゲル
エネルギー（kcal）	218	231
水分（g）	6.4	－
蛋白質（g）	0.1	1.9
脂質（g）	0.1	0
糖質（g）	54.3	52.3
食物繊維（g）	37	35.8
灰分（g）	2.1	－
Na（mg）	559	647
K（mg）	95	69
Ca（mg）	87	44
Mg（mg）	22	13
鉄（mg）	0.1	4
食塩相当量（g）	1.4	－

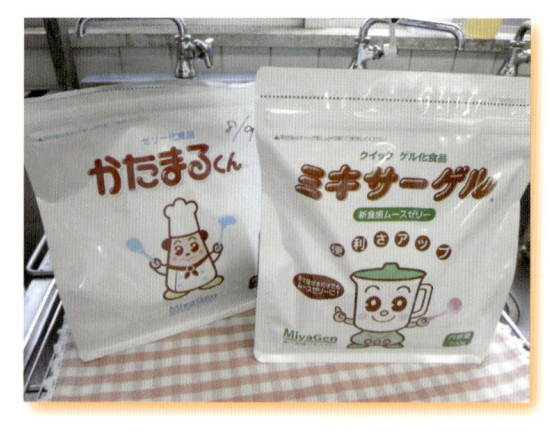

㈱宮源
和歌山県和歌山市本脇252番地
　Tel：073-455-1711
　Fax：073-455-1211
URL.http://www.miyagen.net
E-mail fiber@miyagen.net

〈使用ゲル化剤〉
かたまるくん
ミキサーゲル

使用機器

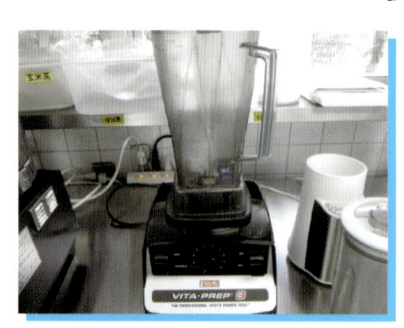

VITA PREP

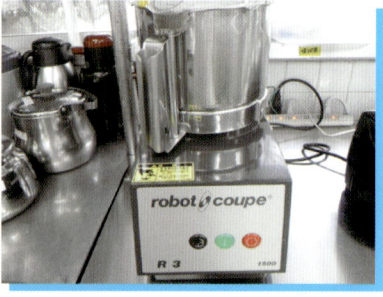

robot coupe R3

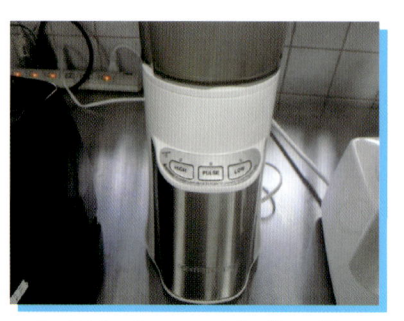

クイジナートコンパクトブレンダー
CPB-300JBSW

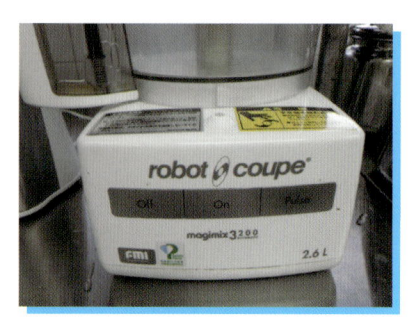

robot coupe

参考2：栄養補助食品の追加

やわ楽の1日の供与目標は平成24年4月のやわ楽提供予定の15人の方の必要エネルギー・必要蛋白質量の平均値より

　　　　　　　エネルギー　（約）1200kcal
　　　　　　　蛋白質　　　（約）50g　　　と設定。

＊体重の減少や低栄養がみられたり、摂取不足がみられたりした時は、食事量の増加で身体に負担をかけられない方などの補助として、市販のものを使用する場合もある。

エプリッチ（220g）/1パック
　　　エネルギー　　350 kcal
　　　蛋白質　　　　12 g

摂取状況により1/3p～1Pの追加または小鉢の代替えとして提供。いろんな味があり、ババロアのような味で甘いものが好きな方に提供。

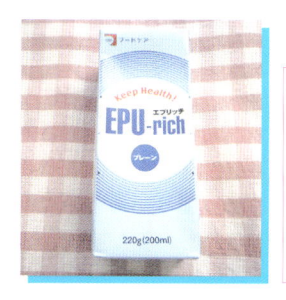

㈱フードケア
〒252-0231
神奈川県相模原市中央区
　　　　　　相模原4-3-14-3F
Tel：042-786-7177
Fax：042-786-7286
http://www.food-care.co.jp

カロリーメイトゼリー（アップル味）
　　　215g/1パック
　　　エネルギー　　200 kcal
　　　蛋白質　　　　8 g
　　　水分　　　　　166.9 g

低栄養で水分不足気味の方に提供。あっさりとしたりんご味でゼリーになっているので、安心して提供できる。甘いものが苦手な方でも飲みやすい。

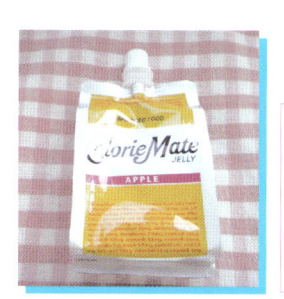

大塚製薬株式会社
〒101-0048
東京都千代田区神田司町2-9

お問い合わせ 0120-550708
http://www.otsuka.co.jp/cmt/

ハイ・パワー糖ちゃん3.8
　　　エネルギー　　3.8 kcal/1g
　　　蛋白質　　　　0 g/1 g

体重の減少が見られる高齢者の方の中には腎臓機能の低下している方や量的にたくさん食べられない方にはこれを利用。甘くないので汁、粥なんにでも添加できて、すぐに溶ける。食事量そのままでエネルギーがアップできる。

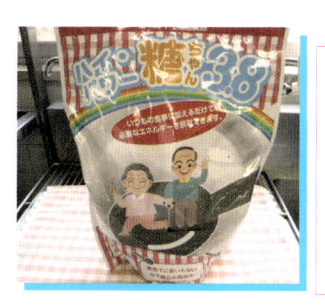

有限会社　長野厨房
〒547-0016
大阪府大阪市平野区
　　　　　　長吉長原2-2-57
Tel：06-6707-1191
Fax：06-6707-5043
http://www.ncbo.co.jp/
E-mail nagano@ncbo.co.jp

　　　　　　　　その方にあった補助食品で補う

あとがき

　まだまだ完成ではなく、これからも多くの方々のお知恵とお力をお借りしてより美味しくより安全なやわ楽が商品化され、さらに多くの方に喜んでいただけるように頑張っていきたいと思います。

　やわ楽の研究のため2年間にわたって助成金を出していただいた南海福祉事業会。研究発表についての細かい指導やたくさんのアドバイスをしてくださった柴尾慶次氏（フィオーレ南海（前）施設長）。「高齢者の食事を考える会」のメンバー。やわ楽の調理・盛りつけを担当し、一緒に研究してくださった株式会社ニチダン職員。"かたまるくん"、"ミキサーゲル"の発売元である（株）宮源様には使用方法だけでなく写真の撮影方法等もご指導いただきました。多くの出版社に「こんな本を出しませんか」とメールを送り続けてくださった長野厨房　長野隆哉氏。そんな長野様のメールで大きな決断をしてくださり、本書の出版に向けていろんなアドバイスをしていただいた幸書房　夏野雅博氏。それから、気持ちが折れそうになった時励まし続けてくれたフィオーレ南海の職員の皆様　本当にありがとうございました。

　こんなに多くの方々に支えていただき、本書を発行する事ができました。本当にありがとうございました。この紙面をお借りし、深く感謝を申し上げます。

　　　　　　　　　　　　　　　　　　　　　　　管理栄養士　岩本恵美

〈敬称略・順不同〉
＊「高齢者の食事を考える会」メンバー（4名）
　　研究員　　柳　照明（介護支援専門員）
　　研究員　　塩谷　茂美（看護職員）
　　研究員　　土橋　正子（介護職員）
　　研究員　　秀　真理（委託会社（㈱ニチダン）栄養士）
＊「株式会社　ニチダン」職員（パート含む）（12名）
　調理師　　　一木　規史
　調理師　　　西宮　勝栄
　栄養士　　　秀　真理
　栄養士　　　安宅　恵
　調理補助員　長岡　博子　　　　調理補助員　庄司　友美子
　調理補助員　英　みどり　　　　調理補助員　安原　多恵子
　調理補助員　宮崎　希世子　　　調理補助員　金山　智恵子
　調理補助員　小佐古　真弓　　　調理補助員　西村　真知子

著者紹介
岩本恵美（いわもと　えみ）
管理栄養士
　同志社女子大学　食物学科　管理栄養士専攻卒業し、大阪ガスに料理講師として入社。給食委託会社やケアハウスの給食業務に携わり平成18年から特別養護老人ホーム　フィオーレ南海に入職し、本書で紹介した「やわらか食＝やわ楽」を開発し、現在に至る。
　また、地域で開催される、介護食・嚥下食の講習会の講師として、フィオーレ南海で取り組んだ「やわ楽」の普及に努めている。

―施設からの発信

「やわらか食」へのチャレンジ
―フィオーレ南海の取組みとメニュー―

著　者	岩本恵美
発行者	夏野雅博
発行所	株式会社　幸書房
	101-0051
	東京都千代田区
	神田神保町 3-17
	TEL03-3512-0165
	FAX03-3512-0166
組　版	デジプロ
装丁デザイン	クリエイティブ・コンセプト
印　刷	シナノ

初版第1刷　2014年10月1日

Printed in Japan / Copyright Mie Iwamoto 2014
ISBN978-4-7821-0390-6 C2077